AF410787

DISSERTATION

SUR L'UTILITÉ

DES ÉVACUANS,

DANS LA CURE DES TUMEURS, DES PLAYES ANCIENNES, DES ULCERES, &c.

PRÉCÉDÉE

D'un Supplément à une première Dissertation sur l'importance des Évacuans dans la cure des playes récentes,

PAR M. LOMBARD,

Maître en chirurgie de la ville de Dole, Chirurgien-major en chef de l'hôpital royal & militaire de Strasbourg, Membre de plusieurs Académies, &c. &c.

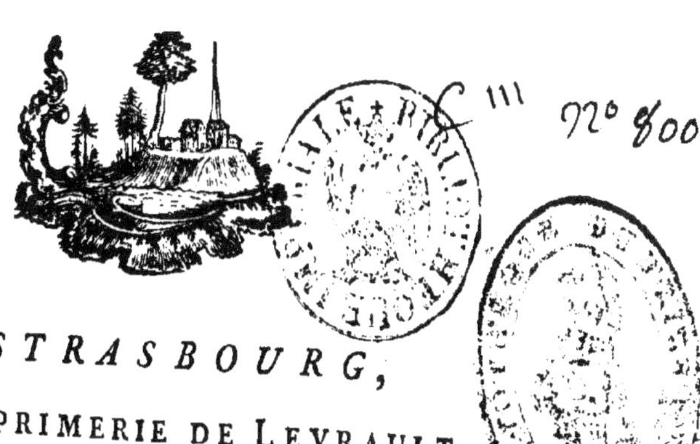

A STRASBOURG,

DE L'IMPRIMERIE DE LEVRAULT.

AVEC PERMISSION.

M. DCC. LXXXIII.

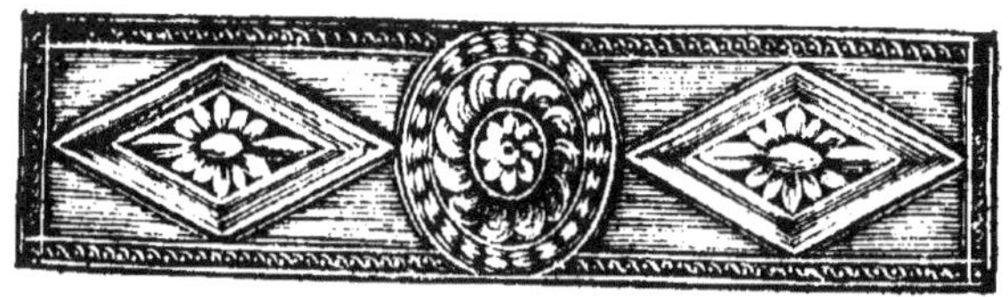

AVANT-PROPOS.

L E SUPPLÉMENT qui eſt en tête
de cette diſſertation n'eſt qu'une
ſuite de mes obſervations & de
mes réflexions ſur l'utilité des évacuans dans la cure des playes
récentes. Je me ſuis attaché à
éclaircir les points qui avoient
paru un objet de diſcuſſion aux
perſonnes qui m'ont fait l'honneur
de me critiquer. Le premier de
mes deſirs ſeroit d'avoir mérité
leur ſuffrage.

Le ſeul but que je me ſuis propoſé dans cette diſſertation étoit
de former en faveur des élèves un

A

petit code raifonné, dans lequel ils puffent reconnoître à-peu-près les cas qui admettent fpécialement les évacuans dans le traitement de ces playes. Les accidens où jette le défaut d'attention à obferver les circonftances qui font préférer les purgatifs à la faignée, m'ont infpiré le defir de raffembler quelques obfervations fur leur ufage.

Mon projet n'a jamais été d'exclure les faignées de la cure des playes. J'ai plus d'une raifon pour être perfuadé, autant que qui ce foit, qu'il eft des conjonctures où elles doivent être employées, à l'exclufion même de tout purgatif ; mais je ne fuis pas moins convaincu qu'il en eft où l'on en abuſe, comme il en eſt d'autres où on les ménage trop.

Ce que je dis ici de la ſaignée eſt applicable aux évacuans ; l'uſage qu'on doit en faire a ſes bornes. Une méthode par laquelle on préconiſeroit l'effet de ces remèdes aux dépens des autres, ſeroit auſſi défectueuſe que ridicule.

Tandis que je m'occupois de l'utilité des évacuans dans la cure des playes récentes, je ſentis tout l'intérêt qu'il pouvoit y avoir de mettre ſous les yeux des jeunes chirurgiens une ſuite de ces mêmes principes dans la cure des tumeurs inflammatoires & des tumeurs froides, dans celle des playes anciennes & des ulcères.

Les plus favans chirurgiens des fiècles paffés ayant raifonné fur l'ufage des évacuans dans la cure des maladies inflammatoires externes, d'après leurs caufes & leur fiège, je n'ai pas cru faire mieux que de comparer leurs fentimens, & de les rapprocher des connoiffances modernes, afin qu'on puiffe juger plus fainement de la préférence qu'on doit à l'un ou à l'autre des évacuans les plus univerfellement admis, la faignée & les purgatifs.

Le phlegmon & l'éréfipèle étant les plus communes d'entre les maladies, on a jugé à propos de s'arrêter d'abord aux principes fur lefquels leur thérapeutique étoit fondée. La bafe de ces principes une fois connue, on fait enfuite ce qu'on doit aux circonftances particulières qui peuvent intervertir l'ordre du traitement. Il eft bien rare qu'on s'égare dans l'adminiftration des moyens curatoires primitifs & effentiels, quand la caufe de la maladie eft connue, à moins qu'on ne fe laiffe prévenir en faveur de l'habitude.

L'herpès, le furoncle, le feu perfique, la puftule maligne, l'anthrax &c. font des tumeurs inflammatoires qui participent toujours du phlegmon & de l'éréfipèle par rapport à leur fiège immédiat & à leur genre d'inflammation. Mais les unes & les autres de ces tumeurs

ſont produites par des agens particuliers qui portent leur caractère
diſtinctif ; ce qui ne peut manquer
d'établir une différence réelle dans
leur curation.

Les humeurs froides (ainſi nomme - t - on ces maladies dont le
germe ſe développe dans les fluides
blancs) attaquent indiſtinctement
toutes les parties du corps. Quelque multipliés qu'on ſuppoſe les
vices qui donnent lieu à l'altération de ces fluides , leurs effets
ſont à - peu - près les mêmes.

En ſuivant les faits de la pratique rationelle , il eſt évident qu'on
ne peut ſe promettre de ſuccès
dans la cure de ces diverſes ſortes
de maladies , qu'en faiſant uſage

des évacuans. Ce fuccès fera d'autant plus fenfible qu'on les affo-
ciera avec les autres efpèces de
médicamens, dont les propriétés
font connues, pour détruire plus
efficacement le vice humoral particulier.

N'ayant eu d'autres intentions
que de faire fentir l'utilité des
évacuans purgatifs, on a paffé fous
filence les remèdes qui ont des
propriétés analogues; tels font les
diaphorétiques, les fudorifiques,
les diurétiques, les errhins, les
fialagogues &c, les topiques épif-
paftiques même, qui ont la faculté
d'ouvrir des iffues par lefquelles
l'humeur morbifique s'évacue.

Les tumeurs froides où nous

avons admiré l'utilité des évacuans, font toutes celles qui affectent le fyftême glanduleux. La falivation produite par l'ufage des prépara-tions mercurielles a fourni une occafion d'étendre cette doctrine jufques fur les accidens qui font la fuite de la dentition chez les enfans. Ces réflexions font fuivies de l'avantage qu'on peut tirer des purgatifs dans la cure des tumeurs œdémateufes, flatulentes ou ven-teufes, dans les accidens qui ac-compagnent les hernies étranglées, comme dans ceux qui peuvent fubfifter après la réduction des parties. Des fuccès publiés fur les bons effets des évacuans dans les cas où des corps étrangers avalés s'arrêtent dans l'eſtomac ou dans les inteſtins, ont décidé à terminer cette première ſection par un extrait court & raiſonné de la ſavante diſſertation de M. Hévin ſur les corps étrangers arrêtés dans l'œſophage.

La ſeconde ſection conſiſte à prouver l'utilité des évacuans dans la cure des playes anciennes & des ulcères. La ſuppuration qui affecte les vaiſſeaux dans l'une & l'autre maladie, ainſi que l'état des chairs, ont paru le guide le plus ſûr à ſuivre pour régler l'adminiſtration de ces remèdes.

Le pus conſidéré ſous les diverſes formes dont il eſt ſuſceptible en différens cas, par rapport à ſa

quantité, à fa couleur, à fa confiftance & à fon odeur, ont dirigé
toutes les réflexions qu'on fe pro-
pofoit de faire fur cet objet. L'obfervation a fait connoître en outre
que la quantité de la matière puriforme, fa couleur & fon odeur,
n'étoient pas toujours des motifs
pour faire ufage des évacuans. Il
n'en eft pas de même de fa trop
grande fluidité ; elle peut en indiquer acceffoirement l'ufage.

La dépravation des humeurs &
la diffolution putride ont fixé l'attention pendant un inftant. Il a
paru fenfible, d'après les travaux
de l'immortel QUESNAY & d'après
l'expérience même, que l'utilité
des purgatifs étoit effentiellement

reconnue dans les cas de colliqua-
tion humorale & dans ceux où
l'infeƈion pourroit fe communi-
quer aux humeurs ; ce qu'on ne
peut éviter en effet, qu'en les dé-
pouillant, par des évacuations fou-
tenues, du vice impur qui eſt diſpoſé à y porter la contagion. Cette
feƈion eſt enfin terminée par un
paragraphe fur la contufion, dans
lequel on croit prouver la néceſſité
de varier la méthode curative
felon le dégré de l'âge & de la
conſtitution.

J'abandonne à de judicieux critiques l'extrait de cette differtation ; plus éclairés que moi mille
fois, ils contribueront, en relevant
mes erreurs, à jetter plus de jour

fur la pratique de la chirurgie médicale, & mes vœux feront remplis. S'ils ont quelques égards aux raifons qui m'ont déterminé à foumettre mes principes à leur jugement, ils ne pourront ni m'en favoir mauvais gré, ni me reprendre avec aigreur, puifque le defir feul de contribuer aux progrès de mes élèves a été le premier motif qui m'ait animé. Je n'ai répété dans cette differtation, que ce qu'ils ont vu & ce qu'ils ont été à portée de voir tous les jours dans le cours de ma pratique à l'hôpital : je n'ai rien écrit, en un mot, qu'après l'obfervation.

Il auroit été poffible que je m'étendiffe un peu plus fur chaque

objet en particulier ; mais je n'aurois pu le faire qu'en tombant dans
des répétitions ennuyeuſes, qu'en
compilant les livres de l'art, &
qu'en chargeant chaque feuillet
d'obſervations, où les mêmes faits
toujours reproduits ſous des formes & des autorités différentes,
auroient infailliblement jetté de la
confuſion dans les récits & fati-
gué les lecteurs. Si je ne me ſuis
pas conformé à l'uſage, c'eſt que
je craignois le reproche qu'on
adreſſe avec fondement à ceux qui
s'appliquent à ſuivre l'ordre chro-
nologique de tous les auteurs pour
les imprimer tour-à-tour au bas
de chaque page. J'ai mieux aimé
expoſer ſuccinctement mes réfle-

xions, que de m'occuper à faire des recherches qui n'euſſent ſervi qu'à groſſir cette diſſertation, & à la faire paroître érudite, travail qui demande moins à l'eſprit qu'à la patience.

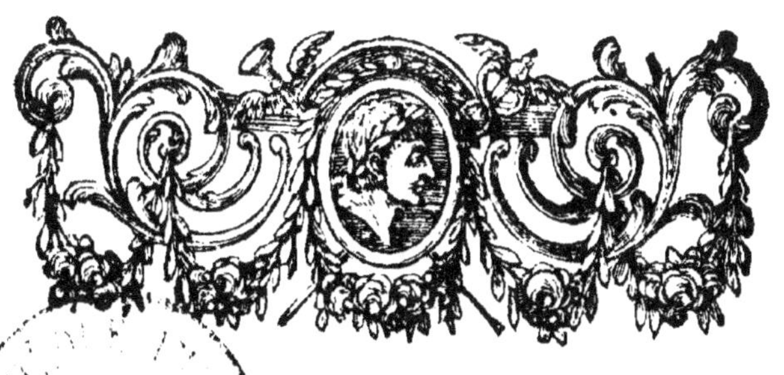

SUPPLÉMENT

A LA PREMIÈRE DISSERTATION.

LA SOCIÉTÉ libre de Strasbourg m'ayant invité de donner fuite à mes réflexions fur la néceffité & l'importance des évacuans, je n'ai pu m'y refufer. Cette invitation a même contribué à preffer mes travaux, & je fuis redevable aujourd'hui à cette compagnie de la douce fatisfaction que j'ai de remplir mes engagemens, en préfentant au public & à mes élèves en particulier cette feconde differtation. Les témoignages de bienveillance & de bonté dont m'honorent la plupart des gens de l'art de cette grande ville, m'ont infpiré un nouveau courage, & je reprends la plume avec plaifir. J'avoue de bonne foi que quelques ridicules femés par-ci par-là, par certains critiques, fur ma première differtation, avoient refroidi mon émulation & ralenti mon zèle. Je croyois cependant n'avoir rien épargné pour me mettre à l'abri des reproches que m'a faits, l'un de m'être fervi d'une expérience particulière tentée avec fuccès par de grands maîtres, pour prouver une propofition générale qu'ils n'ont pas penfé à établir (1), & l'autre de m'être efforcé de rajeunir une méthode que perfonne n'ignore, & connue depuis des fiècles (2) : Moi, qui avois pris foin de dire dans mon introduction (3) que j'étois fort éloigné de penfer que mes réfléxions fur l'importance des éva-

---

(1) Cette imputation fe trouve dans le 2. journal de médecine militaire, p. 259.

(2) Celle-ci dans une brochure imprimée à Kehl en 1782.

(3) page onze.

cuans puſſent avoir le mérite de la nou-
veauté. J'ignore ſi ce reproche eſt fondé; mais ce que je ſais , c'eſt que je me
ſuis contenté de réunir ſous un ſeul
point de vue les excellens principes diſ-
perſés dans les immenſes écrits des anciens , parceque je voyois avec peine
qu'on les négligeoit. Une contradiction
auſſi manifeſte de la part de mes cenſeurs
me prive du plaiſir de leur répondre.

On laiſſe préſumer enſuite avec adreſſe
que mon unique intention étoit de diriger principalement mes vues ſur les
playes de tête; puis après on fait ſentir
que j'ai eu tort d'adapter la même doctrine à celles de la poitrine , du bas-
ventre & des extrémités. Je dis à cela que
je n'ai jamais eu le projet de reſtreindre
la néceſſité des évacuans aux playes de
tête ſeulement; je me ſuis expliqué à
cet égard p. 6 , 7 , 8 de mon introduction
d'une manière qui le prouve *è contrario.*
Les ſentimens des chirurgiens étant encore

B

divifés fur la néceffité & l'utilité des évacuans dans la cure des playes récentes, il m'a paru que je pouvois, fans crainte de choquer perfonne, préfenter mes obfervations, les appuyer d'autorités refpectables & d'un raifonnement impartial.

Je me plais auffi à répéter, que je n'ai point eu l'intention de faire une règle générale des évacuans dans la cure de ces playes, & que loin d'ignorer qu'il eft des cas qui en contr'indiquent l'ufage, je fais qu'il en eft où ils font inconteftablement nuifibles. L'exercice de la chirurgie eft feul capable d'inftruire fur une matière fi importante, & il n'appartient qu'à ceux qui la cultivent avec foin de prononcer définitivement.

S'il eft reçu (ainfi que je le crois) que la variété des cas doit diverfifier la pratique, cette pratique ceffera-t-elle d'être, fi au lieu d'une faignée on évacue ? Ce qu'on entend par pratique en médecine comme en chirurgie, n'appartient-il pas autant aux évacuans qu'à la faignée ? Et le chirurgien inftruit & guidé par les fymptômes & par certains évènemens, méritera-t-il moins de l'art, parcequ'il aura fatisfait aux indications par un purgatif, que celui qui aura placé une faignée qui aura été indiquée ?

Je n'ai donc point contrarié la règle genérale, puifque je l'ai fuivie & rendue avec obfervation ; car, pour que je l'euffe fait, il auroit fallu que cette généralité, applicable à la cure des playes récentes, n'embraffât que ce qui a rapport à la faignée. Mais la faignée n'étant qu'un des moyens dans la cure des playes récentes, elle ne peut comprendre, ni renfermer en elle la généralité des autres moyens curatifs connus : d'où il fuit que les différentes efpèces d'évacuations, ainfi que la faignée, doivent être *identiques ;* la pratique chirurgicale employant les uns & les autres indiftinctement, felon les circonftances.

Bien loin de m'être attaché à des faits particuliers, je me fuis donc effentielle-ment occupé à en fuivre la généralité; & c'eft ainfi que j'ai eu le loifir d'ap-percevoir combien grande étoit leur dif-cordance. Je rappelle, fans égard d'a-bord pour les différentes conftitutions, les époques de la plénitude alimentaire & de la cacochymie humorale, pour que l'on puiffe juger, d'après des indi-cations appuyées fur des certitudes dans les cas de bleffures, fi on doit préférer les évacuans à la faignée, ou la faignée aux évacuans. Je vois parmi beaucoup d'autres le fentiment d'un praticien re-commandable, confirmer en peu de mots ce que j'ai pu dire au fujet des évacuans, & infifter fur ce que le point du traitement dans les playes demande beaucoup de circonfpection (4). Il eft

______

(4) LOUBET, Traité des playes d'armes à feu, Pag. 211.

poffible que je me fois trompé fur le choix des circonftances qui réclament les médicamens évacuatifs (5); mais cette erreur ne détruiroit ni leur nécef-fité, ni leur importance. Quoiqu'il en foit, je me foumets bien volontiers à changer d'opinion, dès qu'on m'aura fuffifamment éclairé par d'autres prin-cipes.

C'eft inutilement que par des frivo-lités on a voulu prendre la peine d'af-foiblir le prix de mes talens; ils font à un fi bas titre, que je les croyois à l'abri d'une fi noble attaque. Ceux qui m'ont fait l'honneur de me juger avec

---

(5) L'auteur de la critique imprimée à Kehl a l'indulgence de me faire obferver que c'eft *évacuans* qu'il faut entendre au lieu d'*évacuatifs*; mais, n'en déplaife à Monfieur le purifte plutôt qu'à moi, le terme *évacuatif* eft fynonime à *évacuant.* Un peu moins de préfomption auroit permis à M ** de véri-fier le terme avant que de m'en faire un reproche. N'importe, cette correction déplacée ajoute à l'idée qu'on peut fe faire de l'éminent dégré de perfection dans lequel il poffède la langue françaife.

B 3

impartialité, m'ont rendu juftice ; ils ont bien vu que c'étoit moins à des maîtres que je parlois qu'à des élèves, d'une partie de l'éducation chirurgicale defquels je fuis chargé par un des premiers devoirs que je connoiffe, qui eft mon attachement pour eux. Quoique l'exemple ait précédé la règle, ils ne me reprocheront pas le moindre défaut dans l'application que j'en ai faite fous leurs yeux.

Une des chofes qui ne m'a pas le moins déplu, eft que, malgré la clarté avec laquelle j'ai cru m'être énoncé, mes favans antagoniftes n'ont pas laiffé de vouloir tourner contre moi la pureté de mes propres expreffions, en intervertiffant l'ordre dans lequel je me fuis expliqué. Je vois mieux le pourquoi que le comment : c'eft qu'on a pris plaifir à confondre les maladies dont je ne parle pas, avec les cas de maladie dont je parle, afin, fans doute, de me trouver du ridicule. Si on prend la peine de lire la vingt-cinquième page de ma differta- tion, on verra que je dis que la nécef- fité des remèdes évacuatifs eft connue, finon prouvée, *dans tous les cas* de playes récentes indiftinctement, quel que foit leur fiège & les parties qu'elles intéref- fent. Je n'ai donc pas dit *dans toutes les playes*, comme on voudroit le faire croire à ceux qui ne m'ont pas lu; mais *dans tous les cas de playes*. Or, ces cas fuppofent-ils autre chofe que les confidé- rations que j'ai mifes en avant, c'eft-à- dire, la plénitude des premières voies par des alimens ou des boiffons, la na- ture des maladies dont il eft poffible que le fujet foit affecté, fon tempérament, la difpofition de fes humeurs au moment où il a été bleffé, & enfin une cacochy- mie bilieufe ou pituiteufe, atrabilaire ou féreufe, plus ou moins marquée. Mes ob- fervations & celles des auteurs dont je me fuis étayé juftifient, ce me femble,

B 4

la folidité de ma doctrine. J'aurois pu les multiplier ; mais je craignois les redondances, parcequ'elles font communément vicieufes. Les particularités fur lefquelles je me fuis appuyé me paroiffent prouver de refte l'importance des évacuans dans les cas où leur ufage eft indiqué ; & c'eft ainfi que j'ai penfé avoir affez de témoignages en leur faveur. Monfieur DE LA MARTINIERE (6), Confeiller d'État & premier Chirurgien de LOUIS XVI. & de fon ayeul, a dit en très-peu de mots ce que j'aurois defiré rendre dans une plus grande étendue. Il parle d'après l'expérience, & pofe pour principe, » que le danger des playes d'armes à feu, même les plus graves, dépend fouvent moins du défordre local, que de la dépravation confécutive des humeurs, par laquelle toute l'économie animale eft troublée dans fes fonctions.

_____

(6) Differtation fur le traitement des playes d'armes à feu, vol. 4 in-4.° pag. 17.

La plupart des foldats, ajoute-t-il, &
même les officiers, fur-tout à la fin des
campagnes, font, par la fuite inféparable
de leur état, dans une difpofition prochaine à la maladie. Souvent à l'inftant
qu'ils font bleffés, ils ont le ventre farci
d'alimens de mauvaife qualité : auffi voit-
on qu'à peine on a calmé les premiers
accidens, que les matières qui fe putré-
fient dans les inteftins font le germe d'une
fiévre fécondaire qui peut avoir les plus
mauvaifes fuites. » Sa reprife n'eft pas
moins intéreffante, on peut la lire (*loc.
citat.*). Je m'étois fervi de l'autorité de
Monfieur DE LA MARTINIERE dans un
cas particulier ; j'avoue à ma honte que
j'avois perdu de vue, qu'il avoit, comme
moi, parlé en général de la néceffité
des évacuans, & que je n'étois plus que
l'écho de fes préceptes.

Suivons notre objet. Quelqu'intéreffantes que foient les obfervations préfentées
par la nature, dans des circonftances où ;

l'art forcé de rester dans l'inaction, elle se suffit enfin, quoiqu'après avoir été imprudemment inquiétée ; elles ne démontrent cependant pas ces observations, qu'il faille toujours l'abandonner à son gré. La sagacité du chirurgien consiste à démêler celles des indications qui ont plus d'analogie entre la constitution, les besoins du malade & les propres habitudes de la nature même ; & celui qui les saisit le plus directement est incontestablement le plus habile. Ne seroit-ce pas entreprendre de vouloir prouver l'entière inutilité des deux médecines, que de dire qu'on peut remettre tout entre les mains de la nature, elle qui a souvent tout autant besoin d'être sollicitée que contredite, & d'être suivie que remise dans la route dont elle s'est écartée pour la cure des playes & des ulcères sur-tout ?

L'art de connoître les tems convenables pour placer les évacuans dans la cure des playes récentes ou anciennes a fixé d'une manière favante l'attention des premiers maîtres. Bien perfuadés des erreurs qu'on pouvoit commettre dans le traitement de ces maladies, ils ont fenti la néceffité de s'y arrêter, & ont apprécié l'intérêt qu'il y avoit d'établir des principes certains fur un objet qu'ils regardoient avec raifon de la dernière importance : & ces principes font fondés fur leurs obfervations. Je ne me lafferai jamais de douter qu'il foit ridicule de répéter leurs expériences ; mais le certain eft que l'ufage des évacuans, quoique généralement connu, a été admis par les uns & rejetté par les autres. Il n'en eft pas de même de la faignée ; elle a été généralement adoptée ; mais employée trop inconfidérément dans la plupart des playes, elle m'a infpiré, ainfi qu'à tant d'autres, quelques réflexions fur fon abus. La légéreté avec laquelle je l'ai vu fouvent ordonner, m'a quelquefois effrayé. J'aurois defiré qu'in-

dépendamment des circònstances particulières qui pouvoient l'indiquer, on eût
les égards néceffaires pour la manière
de vivre des bleffés, pour le climat qu'ils
habitent, & que, fans même s'arrêter à
leur conftitution & à l'état pofitif dans
lequel ils ont été frappés, on ne con-
fondît pas toutes les particularités qui
pourroient mener à une décifion judi-
cieufe, avant que d'adminiftrer un moyen qui ne peut être indifférent. Je ne
puis mieux faire fentir la néceffité de
cette parfaite combinaifon entre la maladie & les remèdes, qu'en expofant ici ce
que dit un des plus célèbres chirurgiens
du fiècle, M. LOUIS, dans fa favante
préface placée à la tête du cinquième
volume des prix de l'Académie royale
de chirurgie. M. LOUIS differte d'abord
fur la théorie des léfions de la tête par
contre-coup, afin de fervir de modèle
aux concurrens pour le prix propofé en
1768 par cette célèbre Académie. Il

rappelle avec autant d'exaƌitude & d'attention que de précifion les divers moyens qu'on a l'habitude d'employer dans les cas d'épanchement dans le cerveau. La fcience profonde de ce grand chirurgien le conduit enfuite à faire connoître toute la difficulté qu'il y a de fe décider à employer un remède plutôt que l'autre dans femblable occurence. » On peut beaucoup nuire, dit M. Louis, même en voulant foulager, faute de règles précifes fur le choix & l'adminiftration des meilleurs moyens, fouvent indiqués par des circonftances & contr'indiqués par d'autres. Il faut un jugement bien net pour décider, dans les cas difficiles, de la préférence ou de l'exclufion de différens moyens, relativement falutaires, mais dont l'ufage peut être nuifible & dangereux : ce fera, fans doute, aux yeux du plus inftruit & du plus intelligent que ces cas feront le moins embaraffans. La connoiffance des

principes eſt faite pour guider dans les
ſentiers épineux de la pratique. La vie
& la mort ne dépendent que trop ſouvent d'une ſaignée faite ou omiſe mal-
à-propos. Les ſecouſſes cauſées par un
émétique, ſi utile en certain cas, peuvent, dans d'autres, augmenter l'épanchement & le rendre mortel (7). Les
ſaignées, ſi efficaces dans l'apoplexie
ſanguine, peuvent être inutiles ou funeſtes dans la ſéreuſe. »

Les cas tout-à-fait ſimplifiés par la
nature des ſymptômes, m'ont décidé
en faveur des évacuans préférablement
à la ſaignée dans le petit nombre des
circonſtances que j'ai préſentées; & je
crois encore ma doctrine ſi ſaine, que je
n'ai garde d'imaginer avoir commis la

---

(7) L'auteur de la lettre imprimée à Kehl prend
humainement l'exception à la règle pour une contradiction manifeſte, lorſqu'après avoir dit, pag. 82
de ma diſſertation, que dans les cas d'épanchement,
à quelque choſe près conſidérable, l'action du vo-
miſſement ne pouvoit qu'augmenter le mal.

plus légère faute dans l'exclufion & dans l'admiffion que j'ai faite des uns & des autres. Plus j'ai réfléchi fur les avantages qu'on pouvoit fe promettre en combinant les cas où les évacuans devoient précéder la faignée & fur ceux qui l'excluoient, plus la théorie m'en a paru intéreffante. Comment, me fuis-je dit, où fera l'inconvénient d'évacuer, quand on fera convaincu par des fignes pofitifs que le bleffé a les premières voies farcies d'alimens, & qu'ainfi que les fecondes elles regorgent d'humeurs ? Je ne vois là, ajoutai-je, ni délicateffe de taɔ, ni hardieffe, ni témérité. Une marche fi conforme à la cure de la plupart des playes auxquelles les militaires font expofés, perfuadera les nouveaux praticiens de la néceffité de comparer les cas avant que de fe décider, & les préfervera en même tems de l'erreur abufive d'adminiftrer indifféremment les mêmes remèdes. Appuyés fucceffivement fur

leurs propres obfervations , ils ne man-
queront pas de fe deffiller les yeux fur
les inconvéniens & les abus d'une pratique qui n'a force de loix que par
un ufage mal entendu. Je méditois ainfi,
lorfque je me fuis rappellé un cas fin-
gulier où LOUBET (8) avoit donné
l'émétique avec le plus grand fuccès.

Un officier reçut en 1736 à Verdun-
fur-Meufe deux coups d'épée ; l'un cou-
poit trois des tendons extenfeurs des
doigts, & l'autre perçoit l'eftomac dans
fa partie moyenne : un long repas avoit
précédé immédiatement le combat. A
l'arrivée de LOUBET, les alimens for-
toient par la playe , & les extrémités
étoient froides , quoique le tems fût
chaud. Le parti que prit ce chirurgien
dans un cas auffi grave fut hardi ; il
donna l'émétique fur le champ afin de
vuider & d'affaiffer ce vifcère. Les fuites

____

(8) Traité des playes d'armes à feu, pag. 221.

en furent heureufes, malgré toutes les inquiétudes que le bleffé éprouva par les pourfuites qu'on fit contre lui, & il guérit parfaitement bien. La réflexion que fait LOUBET en terminant fon obfervation intéreffe trop ceux en faveur de qui j'écris, pour la paffer fous filence. Il fait remarquer qu'il eft plus avantageux que l'eftomac foit bleffé étant rempli, parcequ'une fois vuidé, il fe contracte aifément & fe guérit, ce qui n'arriveroit pas, s'il étoit bleffé étant vuide.

Si cet évacuant vomitif n'a rien produit de fâcheux dans un cas de ce genre, pourquoi fufpecteroit-on toute autre efpèce de remèdes évacuatifs dans une infinité d'autres qui ne laiffent aucune crainte fur le réfultat de ces remèdes relativement aux parties bleffées ? Les évacuans (car c'eft ainfi que je raifonnois) n'excluent point la faignée : qui peut empêcher qu'on ne l'employe

& qu'on ne la répète au befoin ? Lorfqu'après des évacuations, indifpenfables
d'abord, l'artère eft remplie, les pulfa-
tions font dures, fortes & précipitées,
& que les douleurs s'accroiffent, la
faignée agit alors bien plus efficacement;
elle appaife plus fûrement & plus promptement l'agitation & le mouvement tu-
multueux des fluides, en diminuant la
roideur des folides que l'excès de l'engorgement portoit à une extenfion dé-
méfurée. N'ayant plus enfuite à lutter
contre le vice humoral qui pouvoit,
quoiqu'en circulant confufément, irriter
les vaiffeaux, & les forcer à fe contrac-
ter avec violence; on a alors la reffource
de calmer l'effervefcence du fang par la
faignée, & elle opère en effet ce prodige
avec un fuccès admirable. Qu'on ne fe
perfuade pas cependant que, malgré
tous les avantages de la faignée, elle
puiffe être un remède univerfel dans
toutes efpèces de douleurs vives &

d'inflammations à la fuite des playes récentes : il faudroit, pour que cela fût, que tout ce qui eft douleur & inflammation ne dépendît que d'une feule & même caufe : mais la pratique chirurgicale en préfente plufieurs où la faignée feroit un fecours impuiffant, & quelquefois plus funefte qu'utile. Indépendamment des chofes qui ont un rapport immédiat à l'hygiène, on trouve parmi ces caufes une irritation décidée par l'efpèce d'inftrument qui a fait la playe, & qui demande fouvent, pour rendre le calme, de l'étendre davantage au moyen des incifions convenables ; par la nature & la délicateffe des parties léfées ; par la préfence de certains corps étrangers ; par l'exiftence de quelques efquilles qui ne ceffent d'inquiéter les fibres fenfibles en les preffant ou en les déchirant ; par l'efpèce de médicament dont on aura fait ufage ; par la complication des pièces de l'appareil ; par fon application non méthodique ; par la fituation de la partie ; & enfin par un nombre prodigieux d'autres acceffoires également onéreux, & contraires par conféquent à la tranquillité que la nature exige.

Tant de caufes fi différentes entr'elles ont cependant les mêmes effets ; & fi elles offrent aux chirurgiens inftruits des circonftances propres à faire briller leur génie, loin d'accueillir la faignée comme un moyen de détourner la douleur & l'inflammation, ils fe la repréfenteront comme une caufe capable d'affoiblir les refforts de la nature en appauvriffant les fucs dont elle a befoin pour foutenir les fuites d'une maladie longue. Heureux encore fi ces effets fe bornent là !

D'après cette foible peinture des maux que la faignée abufive peut faire naître dans la cure des playes, étoit-il jufte de me reprocher d'avoir dit qu'un peu plus de circonfpection dans fon ufage feroit auffi louable qu'utile ? Voilà mon mot, voilà ce que j'ai voulu faire fentir en parlant de la faignée ; & c'eſt pour ce mot qu'on m'accuſe d'avoir préconiſé les évacuans à ſon mépris, dans la cure des playes !

Peut-être que ſi dans un ſens contraire je m'étois attaché à faire l'apologie de la faignée, j'aurois trouvé plus dé contradiĉteurs encore ; tant il eſt vrai que la critique eſt toujours féconde en reſſources, & qu'elle eſt rarement délicate ſur le choix !

L'article de la diète à part, c'eſt là à-peu-près où ſe bornent les torts qu'on me reproche. On a prétendu que c'étoit mal-à-propos que j'avois regardé la diète ſoutenue comme inſuffiſante dans la thérapeutique des playes qui offroient des indications aux évacuans. Ne ſeroit-ce pas vouloir dire, ſi je ne me trompe, que la diète abſolue peut y ſuppléer ? d'où on peut tirer cette conféquence que les évacuans deviennent inutiles.

Mais il eſt queſtion de ſavoir actuellement ſi, dans le cas d'une diète abſolue & ſoutenue, il eſt poſſible qu'avec le ſecours des boiſſons, quelqu'abondantes qu'on les ſuppoſe, la nature affoiblie de plus en plus puiſſe conſerver une action aſſez forte pour expulſer les humeurs viciées ? J'ai toujours cru juſqu'ici que, plus la nature étoit foible, plus ſes opérations devoient être lentes. C'eſt pourquoi je concevois qu'il étoit plus à propos d'évacuer par un purgatif proportionné, que d'épuiſer le malade par une diète abſolue & durable. Perſuadé que je ſuis encore de ſon inſuffiſance dans les cas où j'ai propoſé les évacuans de préférence, je ſoutiens l'affirmative, ſans opiniâtreté cependant. Pour que la diète rempliſſe *quelquefois* la même indication que les évacuans, il faut ſuppoſer qu'une diète abſolue peut changer les humeurs viciées en humeurs ſaines ; ce qui n'eſt pas préſumable. Toute abondante que puiſſe être la tranſpiration déterminée par le relâchement & la foibleſſe des parties, peut-on ſe flatter qu'elle épuiſera les ſucs impurs rentrés dans la maſſe, ainſi que ceux qui circulent avec lenteur dans les cryptes des glandes, ou qui ſéjournent dans leurs réſervoirs ; ſucs, dis - je, qu'on ne vient communément à bout de déplacer & d'expulſer qu'à force de purgatifs (9) ?

---

(9) On a aſſimilé dans la brochure dont nous avons parlé, les effets de la diète ſur la nature, avec les effets de la nature dans les maladies aigues qui ſe terminent par des criſes. Sans prétendre entrer dans des diſcuſſions qui nous éloigneroient trop de notre objet, quoique fort intéreſſantes, cependant on ſent la néceſſité de demander, ſi dans les criſes *en général* on doit ou non aider la nature ? Dans cette acception, quels ſont les cas où l'art peut lui être eſſentiellement utile, & ceux où il lui ſeroit défavorable ? Dans la circonſtance enfin où il ſeroit important de la ſervir, les moyens qu'on peut employer doivent-ils être conſtamment appliqués d'après le même principe ? On conçoit d'abord que cette dernière propoſition exige certains égards ; car en conſidérant la nature dans le travail des criſes, on

On fait très-pofitivement par l'expérience & l'obfervation qu'une diète exacte & foutenue rallentit & diminue l'activité d'une maladie inflammatoire ; mais ni l'expérience ni l'obfervation ne démontrent pas qu'elle en détruife les principes actifs : aufli les auteurs qui fe font le plus attachés à en connoître les effets, ne la confidèrent-ils que comme

---

ne peut fe difpenfer d'admettre les variétés nombreufes dont elle eft fufceptible relativement à fes facultés effectives & agiffantes, & à fes facultés abolies. On peut confulter fur cet article les différens auteurs qui fe font fpécialement occupés des crifes.

Les maladies aigues & les chroniques ont des termes où aboutit la cure quand la nature eft victorieufe : chaque maladie a fa terminaifon particulière : mais il arrive quelquefois des changemens fubits qui font marqués par certains jours dans les maladies aigues, & qui dans les chroniques arrivent le deuxième, le troifième & le quatrième mois : ces changemens fe connoiffent fous le nom de crifes : mais ces crifes ne doivent pas être confondues avec certains évènemens qui changent peu à peu les difpofitions de la nature, & dont elle profite pour mettre fin à une maladie qu'une caufe fouvent ignorée entretenoit.

un des moyens de la cure, mais non comme l'unique.

On ne doit pas confondre la diète absolue, *diæta tenuiſſima*, avec le régime de vivre : il eſt poſſible que celui - ci opère de merveilleux effets ſans le concours d'aucun autre moyen ; cela eſt même prouvé par plus d'un fait. Ce ſont les circonſtances qui font varier la méthode curative : c'eſt ainſi qu'un régime combiné a eu des ſuccès ſurprenans que la diète la plus auſtère n'auroit jamais produits : d'où on peut conclure que la diète abſolue, celle dont nous avons prétendu faire connoître l'inſuffiſance dans la cure des playes récentes, n'a d'autres propriétés que celles de prévenir l'augmentation des humeurs, & de favoriſer ainſi l'effet des évacuans.

Si je n'ai pas ſuffiſamment démontré dans ma première diſſertation l'utilité, l'importance & la néceſſité des évacuans rapportés à la cure des playes nouvelles, fi je n'ai pas donné affez de preuves de la folidité des préceptes que j'ai adoptés, fi n'ai pas enfin pleinement répondu aux objections qu'on m'a faites, je vais y fuppléer par de nouvelles obfervations recueillies depuis la publication des premières.

Le nommé Étienne *** cavalier au régiment de la Reine, compagnie de Montheille, fut bleffé d'un coup de fabre étant yvre, le 3 avril 1782, & le lendemain il entra à l'hôpital. La playe pénétroit dans la cavité du bas-ventre à la région épigaftrique, fans léfion des parties contenues. Les accidens étoient preffans; l'oppreffion, la tenfion du bas-ventre & fa dureté douloureufe n'étoient qu'une partie des fymptômes qu'il éprouvoit; le pouls étoit d'une foibleffe extrême, & une fueur gluante couvroit fon corps dont la chaleur étoit prefqu'éteinte. Ses extrémites étoient froides & les anxiétés fi fortes, qu'il portoit ſes bras de tous côtés. On avoit cru le ſoulager par une ſaignée faite l'inſtant d'après le coup ; mais vu l'état du malade je penſai qu'il étoit plus à propos de lâcher le ventre par l'entremiſe de quelques lavemens purgatifs. Le ſuccès en fut heureux : je ſaiſis l'inſtant pour lui faire paſſer quelques verrées d'eau minérale qui procurèrent une dixaine de ſelles dans la journée. L'état du malade fut changé avec avantage ; il reſpiroit avec beaucoup moins de peine ; le bas-ventre un peu ſouple étoit moins douloureux ; & quelques heures d'un ſommeil tranquille contribuèrent à calmer mes craintes. Le lendemain le pouls étoit développé ; mais le bas-ventre étoit encore empâté & un peu douloureux ; ce qui me décida à l'évacuer avec une tiſane laxative légèrement émétiſée. Là les accidens ceſſèrent, & le 3.ᵉ jour le pouls étoit à peine ému : le malade ſortit de l'hôpital le 23 ſuivant pour reprendre ſon ſervice.

Un Grenadier de Normandie, nommé Belle-palme, reçut dans l'ivreſſe un coup de bayonnette le 5 mai de la même année ; le coup étoit dirigé entre la 3.ᵉ & la 4.ᵉ vraie côte du côté droit, & pénétroit, mais ſans léſion. La reſpiration étoit gênée, le bas-ventre douloureux & médiocrement élevé. Moins la foibleſſe de pouls indiquoit la ſaignée, plus la plénitude du malade y répugnoit. Trois lavemens préparés avec une once de lénitif & un gros de criſtal minéral adminiſtrés à des diſtances proportionnées procurèrent quatre évacuations fort abondantes. Le pouls ſe releva peu à peu, & les inquiétudes du malade s'appaiſèrent. Il fut évacué le lendemain avec un minoratif qui entraîna pluſieurs ſelles. La nuit fut tranquille, & le reſte de la journée ſe paſſa aſſez bien juſqu'au ſoir, que l'artère fut dure, les pulſations fréquentes & la chaleur très-vive. L'indication à la ſaignée étoit évidente : elle fut faite, & environ deux pa-lettes & demie de fang, tirées du côté oppofé, rendirent le calme. Il fut purgé le 10 fuivant pour la feconde fois, & le 20 il fortit de l'hôpital parfaitement rétabli.

Jacob Wagner, caporal au régiment d'Anhalt, compagnie de Schmuck, âgé de 40 ans, d'une conftitution cacochime, reçut le 31 mai un coup de pointe d'un fabre, qui lui ouvrit la poitrine à fa partie fupérieure & latérale droite entre la feconde & la troifième côte. Le pou-mon étoit léfé ; la toux, l'oppreffion & le crachement de fang le dénotoient affez. Le pouls étoit petit & concentré, & le corps entier dans une agitation continuelle : la plénitude de l'eftomac exigeoit qu'on entraînât les alimens par les felles : les lavemens & les boiffons remplirent cette indication. Ces moyens, les feuls que je crus devoir employer, opérèrent avec fruit : le pouls fe relâcha quatre heures après, & il fut faigné fur le champ du bras gauche. Un lavement purgatif qu'il prit enfuite l'évacua fept à huit fois. La nuit fut partagée entre le fommeil & la veille ; & l'heureufe difpofition dans laquelle je trouvai le bleffé le lendemain me détermina à lui faire paffer un minoratif qui opéra fuffifamment. Les accidens ceffèrent infenfiblement depuis cette dernière évacuation, & le bien-être s'eft fi parfaitement foutenu, qu'il auroit été en état de fortir de l'hôpital au bout de trois femaines, fi la fituation qu'il étoit obligé de tenir fur le côté malade n'avoit réuni les bords de la playe avant que le fond ne fût cicatrifé : il fortit enfin le quatre juillet pour reprendre fes exercices militaires.

Le nommé Teffier, d'une conftitution phlegmatique, caporal au régiment d'Angoumois, compagnie de Monthardret, fut bleffé d'un coup de bayonnette entre la quatrième & la cinquième vraie côte du côté droit près du fternum. La playe, quoique pénétrante, n'avoit point intéreffé le poumon. Ce malade entra à l'hôpital le 30 juin 1782 à 7 heures du foir, alimenté par une bierre nouvelle de laquelle il avoit fait excès. Une indication auffi certaine m'engagea à débarraffer fur le champ les premières voyes par des lavemens évacuans & des boiffons analogues. Il étoit oppreffé, & la douleur qui partoit de la playe, s'étendoit jufqu'à la crête de l'os des îles : le pouls étoit cependant très-flexible. Les évacuations alvines furent affez abondantes pour procurer un relâche fenfible qui donna près de cinq heures de fommeil au malade. Il fut évacué le lendemain avec trois verrées de décoftion de tamarins & de caffe, fur lefquels on ajouta un grain d'émétique. Les boiffons vulnéraires, un régime difcret & quelques lavemens purgatifs adminiftrés par intervalle ont amené

les chofes au terme où je les defirois :
il fortit de l'hôpital le cinq du mois
d'août parfaitement rétabli.

Voilà fans doute encore nouvelle
matière à argumenter : on m'oppofera
peut-être que j'aurois dû combattre les
accidens par les faignées de préférence
aux évacuans : mais, fi c'eft une loi
reçue de ne rien entreprendre en médecine comme en chirurgie fans des indications, je ne fuis certainement pas
dans mon tort. Le grenadier de Normandie & le caporal d'Anhalt furent
faignés parceque les fymptômes l'exi-
geoient. Mais rien ne s'eft préfenté
d'égal dans le cours du traitement des
autres bleffés ; à quoi bon aurois-je donc
employé la faignée ? Si l'ufage la recommande, les règles fondamentales de
l'art la profcrivent. Les évacuations
étoient indiquées, & tout contr'indiquoit la faignée. Les humeurs indigeftes
& impures qui feroient inévitablement

rentrées dans la maſſe, étant altérées &
expulſées par les évacuans, la fièvre vulnéraire ne pouvoit être que légère. Il
ne me reſtoit autre choſe à faire que
d'être ſpeſtateur tranquille des mouvemens de la nature, d'épier les circonſtances où je pourrois lui être utile ; &
c'eſt ce que j'ai fait. Quand une fois les
agens morbifiques ſont exclus, il eſt
rare que les accidens ſoient graves. L'ai-
ſance dans laquelle ſe trouvent tous les
viſcères après des évacuations proportionnées à la ſomme des humeurs qui
les ſurchargent, influe ſingulièrement ſur
ceux de ces mêmes viſcères bleſſés. De
cette tranquillité dans les humeurs (les
voies excrémenticielles étant ouvertes)
ſuit un calme non équivoque que la
ceſſation prompte des ſymptômes les
plus redoutables démontre ſans dégui-
ſement. Le choix, la préparation & la
quantité des alimens reſpeſtifs à chaque
eſpèce d'individus relèvent peu à peu

leurs forces, les foutiennent & les difpenfent par conféquent des longues convalefcences dans lefquelles les jetteroient infailliblement les faignées abondantes & indifcrétement faites. Ces motifs ne font pas les feuls qui réclament contre l'abus de la faignée ; il en eft un autre qui n'eft point étranger aux connoiſſances même les plus ordinaires : c'eft du local des villes que les malades habitent dont je veux parler. Le livre d'Hippocrate *de aëre, aquis & locis*, préfente des inductions relatives à l'ufage plus ou moins fréquent qu'on peut faire de la faignée. De légères réflexions nous feront convenir qu'il n'eft point indifférent de confidérer la fituation des hofpices de fanté, lorfqu'il eft queftion de multiplier les faignées ou de les *reftreindre*. Ces hofpices font aſſez indiftinctement établis dans des lieux bas, humides, peu aérés, froids, environnés d'eau courante ou ftagnante, comme dans des

endroits élevés, secs & chauds, & éloignés des eaux. Cette opposition dans
le local conduit par conséquent à des
considérations aussi utiles qu'intéressantes.
C'est ainsi qu'on conçoit qu'il faut être
plus circonspect dans l'administration de
la saignée, si les lieux habités sont humides, froids & mal sains comparativement à ceux qui sont secs & chauds.
Les saignées trop copieuses ou trop
multipliées, appliquées au premier cas,
relâcheroient inévitablement trop les fibres, & loin d'être favorables aux
malades, elle leur seroient nuisibles ou
funestes. C'est de ce défaut d'attention
à observer les règles de l'hygiène qu'on
voit quelquefois des suppurations lentes
& visqueuses, même dans les playes
récentes, ou que sous peu de jours
elles sont frappées de gangrêne, ou
qu'enfin les malades tombent dans la
cachexie, dans la leucophlegmatie, ou
qu'ils deviennent scorbutiques. Il n'en

eſt pas de même des emplacemens ſecs & chauds : les fibres ſe ſoutiennent toujours dans une ſorte d'élaſticité qui les défend contre la débilité & le relâchement : c'eſt alors que les ſaignées peuvent être plus copieuſes & plus fréquentes relativement, ſans crainte d'encourir des inconvéniens. Cette vérité, capable de frapper le ſens le plus commun, peut encore trouver des contradiſteurs ; que fait-on ? N'importe, je ne verrai pas avec moins de regret certains chirurgiens, comme FALCO, qui régloit les jours de diète ſur l'étendue de la playe, n'avoir d'autres conſidérations pour la multiplicité des ſaignées, que par le même motif. Une choſe non moins digne d'obſervation c'eſt que, malgré que les premières ſaignées ne ſoient ordinairement que proviſoires, on débute aſſez volontiers par les faire copieuſes, & je n'en connois pas encore la raiſon. Cette pratique abuſive eſt paſſée d'âge en âge,

& elle eſt encore aujourd'hui un point de doctrine invariable pour quelques-uns, dans le traitement des playes récentes.

Si les chirurgiens qui ſont chargés de veiller à l'éducation des élèves & de les former à la pratique prenoient la peine de leur repréſenter ſous un point de vue réfléchi les cas où elles doivent être plus ou moins fortes, rares ou multipliées ; je me plais à croire qu'on parviendroit à ſe déſabuſer en diſſipant l'erreur.

Si je parle de l'uſage inconſidéré de la ſaignée, c'eſt à deſſein de mieux faire connoître ſon importance. Je ſais que les avantages dont elle eſt ſuſceptible dans les cas indiqués, ſont inapréciables ; & c'eſt, je crois, faire appercevoir aſſez ces mêmes cas, en prononçant ſur ceux où elle n'eſt pas applicable. La règle la plus ſûre qu'on puiſſe donner en pareilles circonſtances, conſiſte à établir que la valeur & l'efficacité des moyens qu'on employe ne fe trouve jamais que dans leur adminiftration raifonnée d'après les principes. Je n'ai point cherché dans ce fupplément à ouvrir de nouveaux points de vue fur les objets qui avoient le plus fixé mon attention dans ma differtation fur les évacuans; je me fuis contenté de leur donner l'extenfion convenable, afin qu'on puiffe mieux juger du fond de la doctrine que j'ai pofée : j'aurois pu m'en difpenfer ; mais il eft certaines gens qui ne fe rendent jamais au raifonnement ni même à l'obfervation, & qui fe laiffent entraîner fans effort dans le fyftême des fpéculations. Bien loin de m'obftiner à combattre ceux qui, fous des moyens empruntés & purement imaginaires, voudroient tourner leurs armes offenfives contre moi, je protefte le plus grand filence. Le tems feul peut me juftifier : c'eft mon efpoir.

Parmi ceux qui ont plaidé publiquement ma caufe, Monfieur LAURENT, docteur en médecine de l'Univerfité de Strasbourg, excité par l'amour de la vérité, a eu à cœur de défendre l'auteur & l'ouvrage. Fondé fur des principes qui lui fervent journellement de guide dans la pratique la plus heureufe, M. Laurent n'avoit à redouter de la part de fes adverfaires que des inculpations dont je fouffre d'avoir été en quelque forte la caufe. Si le fentiment de l'amitié lui a arraché des vérités qu'il auroit tu fans ces inculpations, il n'eft pas condamnable. La fupériorité de fes connoiffances lui a fourni des armes plus puiffantes. Sa dernière réponfe eft une chaîne de raifonnemens qui entraînent à la conviction par les comparaifons les plus fenfibles & les plus juftes. La manière avec laquelle il a faifi le fens de ma propofition ne prouveroit peut-être point encore affez pour moi, fi

D 4

des plumes favantes confacrées à l'équité n'avoient avec lui adopté mes réflexions. L'hommage le plus pur que je rends publiquement à ces meſſieurs, eſt un foible témoignage de ma reconnoiſſance. Puiſſe M. LAURENT, en particulier, le trouver agréable !

Les différens fuffrages que j'ai recueillis des perſonnes qui tiennent un rang diſtingué dans l'art ne m'enorgueilliſſent point, quoiqu'ils réuniſſent des preuves qui juſtifient les préceptes fur leſquels je me fuis appuyé. Ils ne me reprochent pas d'avoir généraliſé l'uſage des évacuans, & fans les avoir prié de m'être favorables, ils ont jugé mon intention. MM. les journaliſtes m'ont rendu une juſtice que je pouvois attendre de leurs lumières, comme de leur impartialité & de leur franchiſe. M. PAULET, docteur en médecine de la faculté de Paris, auteur de la gazette de ſanté (10), qui

____

(10) N.º 48. 2 décembre 1781.

eft le feul que j'ai prié de prendre connoiffance de ma differtation, en a fait
un extrait fommaire dans fa feuille, qui
ne m'eft pas défavorable. M. WILLEMET
qui jouit d'une très - haute réputation à
Nancy, dont je n'avois pas encore l'honneur d'être connu, en a fait inférer le
précis dans la gazette falutaire, N.º XV.
du jeudi 11 avril 1782 : il s'explique
de façon à ne pas laiffer le plus léger
doute fur la certitude des préceptes que
j'ai embraffés. M. WILLEMET eft trop au-
deffus des petites vanités que l'on recherche avec ambition, pour recevoir
ici les éloges dus à fes talens diftingués
& aux fentimens d'eftime qu'il infpire
généralement. Je me permettrai de rendre mot pour mot l'extrait qu'il a publié
fur ma differtation.

» M. LOMBARD, dit M. WILLEMET,
a pour but de vanter l'ufage des évacuans
dans le traitement des playes nouvelles
fimples ou compliquées ; fon intention

n'eſt pas néanmoins d'en faire une régle générale, parceque certains rejettent l'emploi de ces remèdes, quoiqu'il faille remarquer qu'il y a des circonſtances qu'il eſt eſſentiel de ne pas laiſſer ignorer, en ce que les purgatifs n'ayant pas été mis en uſage par défiance ou par crainte, il en réſulte des accidens graves & même mortels. Ce qu'il y a de certain, c'eſt que l'expérience préſente ici, par le ſecours d'une théorie claire & certaine, le beſoin de règler ſon attention ſur les évacuations, & cela pour empêcher les effets pernicieux des humeurs ébranlées, miſes en mouvement par la fièvre vulnéraire. Avec cette précaution on empêchera à coup ſûr le trouble qui pourroit arriver dans toute l'économie animale. Ces dogmes étoient déja adoptés par les premiers pères de la médecine : M. LOMBARD en réunit ici une grande partie qui étoient épars : il y ajoute ſes propres obſervations, & forme ſur ce point des inſtituts qui fixeront à jamais l'attention de ceux qui doutoient de la ſolidité de cette méthode ».

Cette diſſertation, continue M. WIL-LEMET, offre deux parties. La première apprend le beſoin d'évacuer pour la cure des playes nouvelles ; la ſeconde préſente quelques-unes des circonſtances qui obligent d'admettre les évacuans. Si, par exemple, l'eſtomac & lés inteſtins étoient farcis de ſubſtances alimentaires en digeſtion, prêtes à s'introduire dans la maſſe des humeurs, on devroit, ſans balancer, préférer les évacuans à la ſaignée, parcequ'ils agiſſent immédiate-ment ſur l'eſtomac & le canal alimen-taire, & qu'en débarraſſant les viſcères, ils ſoulagent ſingulièrement la nature.

Le rapport que M. EHRMANN a fait de cette même diſſertation dans ſon appro-bation, en ſa qualité de cenſeur, m'étoit un garant non ſuſpect de la certitude de mes préceptes. La confiance méritée dont jouit M. Ehrmann, son zèle pour le bien de l'humanité, le rang que lui donnent la plupart des savans de l'Europe parmi les personnes de l'art les plus distinguées, celui enfin qu'il occupe aujourd'hui dans cette ville avec une dignité & une intégrité qui s'identifient avec des sentimens auxquels chacun applaudit, étoient bien faits pour m'inspirer la plus grande confiance. Ne m'occupant que de la recherche de la vérité, je crus l'avoir trouvée quand M. Ehrmann eut mis son sceau à mon travail; & si jamais j'ai eu à me glorifier, c'est d'avoir mérité son approbation.

Les tours & les détours qu'on a pris pour affoiblir ma doctrine; le mélange qu'on a fait des sens que j'ai employés à l'explication des faits variés sur lesquels j'ai établi cette même doctrine que je n'ai jamais donnée pour nouvelle; la confusion dans laquelle on a exposé, sans la moindre restriction, les préceptes

que je pofois d'après l'expérience &
l'obfervation ; les liaifons qu'on a faites
des phrafes qui étoient étrangères entr'elles , fans laiffer les interceptions néceffaires pour éviter le défordre du fens ;
la ponctuation négligée ou omife à deffein ; la fubftitution des termes &c. ;
tout enfin n'a pas peu contribué à faire
paroître mon ftile pefant & indigefte ,
& ma doctrine confufe & prefqu'inin-
telligible.

Cette vexation ne m'a point ému ,
quoique né fenfible ; j'avois adopté
l'impartialité pour mon juge , & c'eft
entre fes mains que repofoit toute ma
confiance. Je protefte bien fincèrement
que la méchanceté de mes adverfaires
fera déformais incapable d'altérer la tranquillité dont je jouis. L'expérience la
plus commune m'a appris à connoître
depuis long-tems, ainfi qu'à DE HALLER
que les génies de l'art regretteront toujours avec amertume la jufte indifférence

du public fur les petits chagrins perfon-
nels des auteurs , malgré qu'il cherche
la vérité avec plaifir & qu'il aime à la
connoître. Les écrivains qui fe difputent
quelques étincelles de gloire infpirent
ordinairement de la froideur , & ceux
qui fe font un mérite de fe couvrir des
depouilles des autres , excitent la pitié.
Telle fut la circonftance où DE HALLER
fe trouva , lorfque par une fuite de la
jaloufie que fes rares talens avoient élevée
contre lui , on voulut lui arracher une
découverte qui lui méritera un honneur
éternel. Si la rigueur avec laquelle fes
adverfaires l'ont attaqué , eft une occafion de plus pour lui d'affurer fes droits,
elle en eft une auffi de faire connoître la
douceur de fon caractère par des réponfes
pleines d'honnêteté. A quoi bon, en effet,
fe heurter de front parcequ'on prétendra
avoir raifon fur ce qu'on aura avancé ?

VESALE, qui étoit le flambeau de
l'anatomie dans le 16ᵉ fiècle, n'a-t-il

pas eu à essuyer les injures les plus vives de ses contemporains, parcequ'il avoit dévoilé les erreurs de GALIEN, tant en anatomie qu'en médecine, ce que personne n'avoit osé faire avant lui ? Tandis qu'EUSTACHE à Rome, DRIANDER à Marbourg & SYLVIUS à Paris lui faisoient une guerre ouverte à la face de l'europe entière, VESALE triomphoit en secret; & loin de se déconcerter, il se sent inspiré par un nouveau zèle : l'intrigue & la cabale ne ralentissent point son activité ; conduit par l'amour de la vérité, il travaille avec succès, & jette les fondemens les plus solides sur l'anatomie. Qu'on ne croye pas que sa réputation souffrit un instant des injures qu'on se permettoit contre lui : tant s'en faut : CHARLES QUINT, qui dans plusieurs circonstances l'avoit déja honoré de ses faveurs, lui donna de nouvelles marques de sa bienfaisance, en lui confiant le soin

de fa fanté. VESALE, à qui la fupériorité de fes talens préparoit une carrière
brillante, confondit fes ennemis par
un profond filence, & c'eft ainfi que
SYLVIUS eut la douleur de fe voir fur-
paffer par fon élève, au mépris de tous
les refforts de la calomnie qu'il avoit
fait jouer contre lui, afin de le noircir
dans l'efprit de fes protecteurs.

La jaloufie a régné dans tous les tems,
& il n'eft point rare de voir encore
aujourd'hui des gens de l'art en but à
la perfécution, tandis que par des travaux utiles ils cherchent à concourir au
bien de l'humanité.

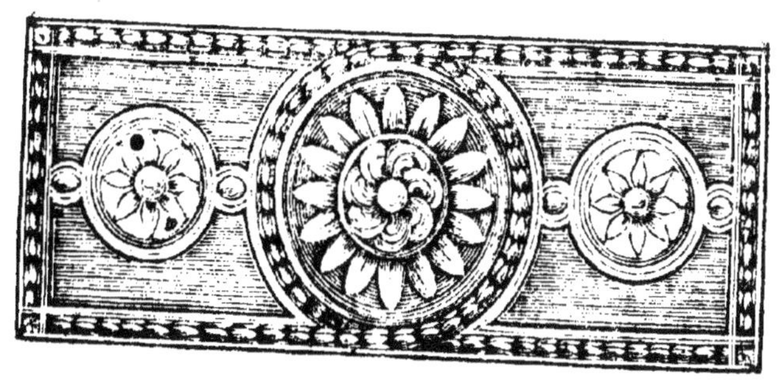

DE L'UTILITÉ
DES ÉVACUANS
DANS LA CURE
DES TUMEURS INFLAMMATOIRES,
DES TUMEURS FROIDES, &c.

PREMIÈRE SECTION.

LES ÉCRIVAINS anciens & modernes ont unanimement regardé les tumeurs inflammatoires comme les maladies les plus communes. Quoique généralement d'accord fur leur dénomination particulière & leurs caractères extérieurs, ils ont varié fur les moyens curatifs que l'on devoit employer. Incertains fur la caufe & la nature de ces tumeurs, chacun s'eft permis un fyftême particulier

fur lequel il a établi fon opinion : fyftê-
mes enfuite combattus avec fuccès par
ceux qui connoiffoient mieux les loix de
la nature. La fluxion, la congeftion,
la fermentation humorale occafionnée
par les acides & les alkalis, &c. ont
donné lieu à des difcuffions qui ont
tourné au profit de l'art. Toutes réflexions faites, l'œil vigilant du praticien le plus exercé n'a rien découvert
de plus jufqu'ici, que l'utilité d'ouvrir
des émonctoires à la faveur defquels on
puiffe modérer ou réfoudre l'inflammation. La faignée & les purgatifs font les
principaux agens qu'on peut faire fervir
utilement à la circonftance. C'eft felon
l'ufage raifonné qu'on en fait, que la
terminaifon de la maladie eft plus prompte & plus heureufe. Ces deux agens,
la faignée & les purgatifs, font diftingués
par leurs effets; & l'ordre du traitement
exige qu'on obferve attentivement les différens mouvemens de la nature avant que

de fe décider à l'emploi de l'un ou de l'autre. La pratique de la chirurgie préfente des cas fans nombre, où cette néceffité eft évidemment démontrée, & ce font ces cas qu'on fe propofe d'examiner dans cette première fection.

I. Dès que les fymptômes de l'inflammation phlegmoneufe & éryfipélateufe fe développent, il eft d'ufage en chirurgie comme en médecine de leur oppofer la faignée. En modérant l'action des vaiffeaux, elle tempère la chaleur des fluides, & prévient par conféquent un plus grand engorgement. La faignée, confidérée comme évacuative, follicite la réfolution de la matière obftruante, efpèce de terminaifon qui quelque fois a lieu dans le phlegmon.

Cette réfolution fuppofe que le fang qui étoit accumulé dans les extrémités artérielles ou dans les premières ramifications lymphatiques, d'épais qu'il étoit, eſt devenu fluxile; ou bien qu'égaré dans les vaiſſeaux ſéreux, il en eſt exprimé & refoulé dans les vaiſſeaux ſanguins qui s'y abouchent, & qu'enfin devenu plus fluide, il rentre dans les voies de la circulation. Si la cauſe de l'inflammation eſt interne, ſi elle dépend de la mauvaiſe qualité des humeurs, ces globules ſanguins, quoiqu'atténués & rendus à leur première forme par l'action des artères, ſeront-ils moins impregnés du vice morbifique qui en avoit primitivement excité l'orgaſme? Ce principe admis, n'eſt-il pas plus qu'évident que la nature ſe trouvera chargé de nouveau du travail de ſon expulſion? Il y a plus : quand même les humeurs qui auroient donné lieu à l'une ou à l'autre inflammation ſeroient ſaines, autant qu'il eſt poſſible qu'elles le ſoient; peut-on être aſſuré qu'elles n'ont point été altérées par leur ſtagnation, ni par le dégré de chaleur qu'elles ont éprouvé, & qu'il ſuffira qu'elles rentrent dans la circulation pour recouvrer leur état primitif ?

En réfléchiffant fur les principes de cette propofition, principes qui émanent des loix connues de l'économie animale, n'apperçoit-on pas déja une indication réelle aux évacuans ? Eft-il en effet un moyen plus fûr de prévenir le retour d'une partie des accidens, ou une feconde maladie même fous une forme nouvelle, que de s'occuper fur le champ de l'évacuation de ces miafmes impurs réintégrés dans la maffe des humeurs ? Qui pourroit perfuader qu'en négligeant cette indication la nature ne fût expofée tôt ou tard à des troubles plus ou moins férieux ? La petite vérole, quoique bien fuppurée, n'en offre-t-elle pas des exemples par la foule d'accidens dont elle eft journellement fuivie ?

I I. Les changemens heureux qui fuccèdent aux évacuans adminiftrés après les faignées néceffaires dans la cure de l'inflammation devroient bien concourir à jetter plus de jour fur la pratique. Les faignées peuvent - elles entrer en concurrence avec les purgatifs, relativement à leurs effets effentiels ? L'expérience de tous les jours ne prouve-t-elle pas qu'elles ne font prefque jamais que palliatives, c'eft-à-dire, qu'elles n'appaifent la douleur & la chaleur que pour un inftant ; tandis qu'au contraire les purgatifs attaquent le mal directement dans fa fource, qu'ils expulfent la matière étrangère aux humeurs, ou plutôt cette efpèce d'hétérogène qui les infecte, qui allume la fièvre & qui eft inconteftablement la caufe de tout le défordre ? défordre qui ne ceffe qu'après que la matière en mouvement eft réunie & dépofée fur une partie de la furface du corps. M. BOUTEILLE, médecin de la faculté de Montpellier, traite ce point de doctrine dans un mémoire auffi court qu'intéreffant tant par la folidité de fes raifonnemens que par le fuccès de fa pratique & la force du ftyle (*a*).

Cette théorie ancienne a commencé par perdre de fon énergie dans l'efprit de quelques praticiens pufillanimes qui étoient retenus par la crainte de voir augmenter l'inflammation & les autres accidens. Peut-être auffi que la difficulté de faifir l'indication pofitive aux évacuans les a maintenus dans l'inaction. L'application que fait M. Bouteille d'une doctrine auffi favante dans la cure de la pleuréfie, eft bien faite pour éclairer fur celle des maladies inflammatoires externes effentielles. » Pour que les purgatifs produifent les bons effets qu'on peut en attendre après les premières faignées, dit ce médecin, il ne faut point fe borner à des *dilutum caffiæ*, à des décoctions de tamarins ; c'eft,

----

(*a*) Ce mémoire a pour titre : Ufage des purgatifs dans la cure de la pleuréfie. *Journal de médecine*, *Janvier* 1759, *pag.* 27.

ajoute-t-il, vouloir remuer la pourriture plutôt que de la chasser; c'est vouloir augmenter la maladie. Il faut employer des cathartiques efficaces, associés même s'il est nécessaire, aux émétiques. Tout remède, selon lui, qui n'agit qu'à demi n'est qu'un demi remède, & souvent un remède dangereux. Il applique à son sujet ce que SYDENHAM dit, cap. de Hyd... *Cathartica, quæ segniùs operantur, magis officiunt quàm profunt* ».

Qu'on ne croye pas que si cette pratique a été négligée, elle ait perdu de son mérite. La base de ces préceptes est inébranlable; & les chirurgiens des tems les plus reculés nous les ont transmis comme des objets dignes de la plus grande considération.

III. En accordant au phlegmon le caractère d'inflammation qui lui est propre, on le voit soumis à la règle générale. Les changemens successifs qu'il éprouve, loin d'exclure les évacuans, semblent même les exiger d'après les obſervations pratiques. La réſolution de la matière phlegmoneuſe conſidérée comme ſa terminaiſon la plus ſalutaire, quoique la plus rare & la moins naturelle (*b*), n'exclut pas les évacuans. La cure ne ſauroit être radicale ſans leur uſage réglé ; on ne peut même la juger telle, qu'après avoir détruit la cauſe morbifique. Cette deſtruction néceſſaire une fois admiſe, comment pourra-t-elle avoir lieu, ſi ce n'eſt par des évacuations ordonnées par la nature ou ſollicitées par l'art ? Quoique la ſuppuration ſoit

____

(*b*) Un mouvement inteſtin par lequel la nature embarraſſée tend à rejetter une humeur étrangère qui l'inquiète, eſt une opération bien digne d'elle. Mais comment concevra-t-on qu'un autre mouvement par lequel elle reprendra cette même humeur étrangère, pour la reverſer dans ſon ſein, puiſſe être une ſuite de ſa ſageſſe ? &c. Si je ne craignois de ſortir de mon ſujet, je me plairois volontiers à faire tomber le voile de l'illuſion à ceux qui prêtent ſi légèrement à la nature des actions qu'elle eſt bien éloignée d'approuver.

la terminaiſon ordinaire du phlegmon,
& que le ſiège même de cette maladie
ſemble en quelque façon la pronoſtiquer:
cette eſpèce de cure que l'on doit re-
garder comme la ſeule radicale, n'a pas
moins à eſpérer des évacuans, quelle
que ſoit la circonſtance. Ce ſont ces
remèdes placés à propos pendant le cours
du traitement, & même après la cicatrice faite, qui aſſurent la cure : ils raſ-
ſemblent les débris des humeurs échap-
pées à l'évacuation purulente, & les
entraînent. Indépendamment de la promptitude avec laquelle le pus ſe diſpoſe &
ſe forme, malgré les ſoins de l'art les
mieux dirigés dans la curation de certaines tumeurs inflammatoires, parmi leſ-
quelles on compte celles de l'angle de
l'œil, des cavités axillaires, des aines, du
périné, & principalement de la marge de
l'anus ; indépendamment auſſi de l'abondance ordinaire avec laquelle le pus eſt
évacué de ces ſortes d'abſcès ; les pur-

gatifs n'ont - il pas journellement leur utilité ? Eſt - il un moyen plus efficace de tarir les ſources purulentes, que d'employer avec art & intelligence les médicamens capables de ſouſtraire à cette ſuppuration une partie de l'humeur qui y eſt entraînée; de vuider & de deſſécher les cellules trop abreuvées, & de diſpoſer l'ulcère à la cicatrice ?

IV. Lorſque les ſymptômes de l'inflammation font place à ceux de la ſuppuration, & que par des cauſes particulières cette ſuppuration ne ſe prépare qu'avec une lenteur qui tient de l'indéciſion; peut-il y avoir de l'inconvénient à placer des purgatifs, & peuvent - ils être funeſtes ? L'obſervation fournit invariablement des preuves du contraire; & rien n'eſt plus commun que ce qu'a arrêté l'expérience ſur ce point de théorie pratique. Qu'il reſte de l'eſpoir ou non ſur la réſolution ; les évacuans ne peuvent exciter aucun effet défavorable. En

diffipant une portion de la matière morbifique, ils augmentent la contraction
des vaiffeaux, & favorifent ainfi la réfolution de la partie reftante, fi elle
doit avoir lieu ; fi non, ils concourent
à la réduire en pus par une fuite de la
propriété que ces médicamens ont d'aga-
cer les fibres & de les irriter affez pour
broyer les fluides ftagnans qui bornoient
l'ofcillation des vaiffeaux à des fecouffes trop foibles. Ces deux effets généralement admis par l'obfervation prouvent
l'utilité des évacuans dans l'un ou dans
l'autre terme de l'inflammation ; puifqu'ils
attirent & entraînent la matière morbifique par les émonctoires fur lefquels ils
agiffent, & qu'ils contribuent à opérer
fon changement en pus.

V. Une inflammation plus cuifante,
plus étendue & plus vive peut être que
celle du phlegmon, celle de l'éryfipèle
enfin, a retenu long-tems les médecins
anciens dans l'indécifion fur l'ufage de

la faignée, comparativement à celui des purgatifs. GALIEN (c) intimement perfuadé que l'éryfipèle eft fufcité par la bile dont le caraêtère fouvent acrimonieux le rend plus malin , tient à ce que l'on commence la cure par une forte purgation, afin de l'entraîner au dehors; fur-tout fi la douleur eft légère. DEVIGO & FALLOPPE ont embraffé cette opinion quoique vigoureufement combattue par ÆTIUS , de l'autorité de qui FABRICE D'AQUAPENDENTE s'appuye pour prouver contradiêtoirement la néceffité de faire précéder la faignée dans la cure de cette maladie ; lorfqu'elle affeête la tête. AQUAPENDENTE (d) dit, que fi on ne vuide pas les vaiffeaux avant que d'évacuer par le vomiffement ou par les felles, il eft à craindre que les amigdales ne s'engorgent, & que les malades

____

(c) Cap. 3 lib. 14 meth. & lib. ad Glaucon,
(d) Cap. 59 lib. 4.

ne foient fuffoqués, ainfi qu'ÆTIUS déclare en avoir été témoin. Quoique le fentiment de ce célèbre profeffeur de Padoüe l'emporte fur celui de DEVIGO & de FALLOPE, relativement aux circonftances, il s'étaye néanmoins de PAUL D'ÆGINE, de THÉODORE PRISCIAN, d'AVICENNE, d'ACTUARIUS & d'HALY-ABAS qui étoient d'avis qu'on ouvrît tout au moins les jugulaires avant que de purger, lorfque l'éryfipèle avoit fon fiège à la tête.

VI. Ce qui peut faire craindre l'engorgement des amigdales & la fuffocation, ne pouvant pas avoir lieu dans le cas où cette maladie affecteroit une autre partie, on a en quelque façon adopté les principes de GALIEN, qui dit que les évacuans doivent être alors préférés à la faignée, à moins que l'éryfipèle ne foit compliqué d'inflammation phlegmoneufe. Ce font auffi les propres paroles de DEVIGO : *Phlebotomia non convenit in isto casu , nisi fuerit eresipelas phlegmonides.*

FABRICE D'AQUAPENDENTE , un de ceux qui s'étoit le plus élevé contre la secte galénique, devient dans ce moment-ci un de ses zélés partisans. Il donne la préférence aux évacuans purgatifs sur la saignée dans l'érysipèle simple fixé sur toutes autres parties , afin d'évacuer la surabondance de la bile , & crainte que la saignée ne mette des entraves à son évacuation. *In eresipelate vero puro in aliis partibus non est secanda vena , sed purgans exhibendum , tum ut redundantia bilis evacuetur , tum ne bilis ad evacuationem deducatur.*

VII. En retournant actuellement sur nos pas , nous voyons distinctement que la saignée n'est que conditionnelle dans la cure de l'inflammation érysipélateuse, puisqu'elle n'est admise qu'autant que cette maladie affectera la tête , ou qu'elle sera compliquée. L'érysipèle étant considéré comme l'effet d'une bile acrimonieufe & faline qui infecte le fang & les humeurs qui en émanent; on fent que la première obligation de néceffité eft d'employer les moyens capables de l'évacuer. C'eft enfuite des évacuations qu'on fait utilement ufage des alimens & des boiffons qui ont la propriété de tempérer l'acrimonie des particules dont le fang eft imprégné : telles font celles qu'on prépare avec les plantes laiteufes, favonneufes, nitrées & acidulées.

C'eft là en quelque forte où fe font réunis les fentimens des plus anciens maîtres de l'art, comme des modernes; & c'eft ce que fuivent encore aujourd'hui nos contemporains. Les fuccès d'une pratique auffi faine font fuffifamment avoués pour en conftater la folidité ; & les évènemens fâcheux déterminés par une conduite contraire inftruifent affez pour fe garantir contre l'erreur, & pour éviter la faignée dans la cure de l'éryſipèle. Indépendamment des autorités & des raiſonnemens, on voit naître la néceſſité de rapprocher & de comparer les objets ſur leſquels les jeunes chirurgiens pourroient ſe faire illuſion. En conſidérant l'éryſipèle comme une tumeur inflammatoire ſuperficielle accompagnée de chaleur vive & brûlante, de fièvre, d'inſomnie, de ſoif & d'inquiétudes ; on eſt totalement diſpoſé à croire que les ſaignées doivent contribuer en très-grande partie à calmer les accidens. Le propre de ces évacuations étant de diminuer la maſſe ſanguine ; il eſt ſenſible qu'elles doivent relàcher les vaiſſeaux, ralentir l'activité des fluides, appaiſer leur efferveſcence, & par conſéquent modérer leur chaleur : d'où il ſuit que les boiſſons antiphlogiſtiques recommandées doivent produire des effets ſalutaires. L'idée qu'on ſe forme enſuite du calme qui doit en réſulter, prévient en faveur de la ſaignée, & qui plus est, du succès qu'on peut attendre des évacuans administrés secondairement.

Toute séduisante que paroit cette théorie, elle ne s'accorde nullement avec la cause de l'érysipèle qui doit être le premier objet d'attention du chirurgien. La saignée proposée ne peut en combattre les effets que d'une manière palliative, mais elle n'attaque du tout point la cause. Il y a même lieu de présumer qu'elle est plus défavorable qu'avantageuse quand on l'emploie indiscrètement ; puisqu'elle affoiblit le principe modérateur qui doit contrebalancer la force mouvante de la maladie. C'est sur l'agent morbifique qu'on doit diriger toutes ses vues, & c'est en l'attaquant par des évacuations proportionnellement soutenues, qu'on parvient à l'anéantir. Les inconvéniens & le danger qu'il y auroit de faire servir la saignée trop indifféremment dans la cure de l'érysipèle, où la bile joue constamment le premier rôle, a rendu les anciens très-réfervés fur fon ufage, & très-circonfpeɛts dans leur décifion. Ils étoient d'abord fondés à croire d'après l'obfervation que la faignée devant infailliblement relàcher le fyftème vafculeux cutanné, déja foible d'ailleurs, elle ne favorifât le retour du principe morbifique dans les fecondes voyes.

L'expérience leur avoit déja fait connoître par des exemples frappans que les faignées abufives pouvoient occafionner une fource de maux, même dans la cure des maladies où elles fembloient être le mieux indiquées (*e*). Ces exemples ne font rien moins que rares; on voit tous les jours des ophtalmies devenir incurables, & des éryfipèles dégénérer

------

(*e*) On peut confulter fur cet objet un ouvrage qui a pour titre : *Les Abus de la faignée démontrés par des raifons prifes de la nature & de la pratique des plus célèbres médecins.* Il fera aifé de juger du mérite de cet ouvrage par le compte qu'en a rendu M. de Vandermonde, journal de médecine, mai 1759.

promptement en gangrène, pour avoir
infifté avec opiniâtreté fur les fréquentes
faignées. Les vaiffeaux cutanés, affaiffés
coup fur coup, languiffent ; ils fe flétrif-
fent, la peau brunit & la chaleur s'éteint.
Les perfonnes cacochymes, celles qui
habitent des endroits humides &c. font
plus expofées que d'autres à cette fâ-
cheufe terminaifon. Les digeftions dans
cette efpèce d'individus fe font toujours
mal & avec peine ; la fanguification
par conféquent ne peut être qu'impar-
faite, & les fucs dont le fang fe charge
mal élaborés : auffi feroit-il difficile qu'ils
fuffent fujets aux maladies inflammatoires
effentielles & fimples , & qu'elles fe
terminaffent heureufement. Leur fang
eft d'un caractère qui y eft tout oppofé,
& celui de leurs humeurs a bien plus
de pente à la pourriture qu'à l'inflammation. Les égards que mérite (relativement à la faignée) la cure de
l'inflammation éryfipélateufe , de même

que celle de tous autres genres qui affectent les organes les plus délicats, font relatifs à la multitude des acceffoires qui entrent en confidération avec le principal. C'eft pourquoi, dès qu'après les premières faignées on s'apperçoit que les fibres deviennent un peu fouples, il eft prudent de folliciter l'évacuation des humeurs impures par la voye de quelques purgatifs appropriés. A mefure que les évacuations ont lieu, on doit chercher à ranimer l'action affoiblie des vaiffeaux malades. L'application des topiques réfolutifs, aromatiques, fagement adminiftrée, en hâte le dégorgement, & contribue fingulièrement à les fortifier. Si on néglige la circonftance, & qu'on apporte trop de lenteur à difperfer & à évacuer la matière humorale déja fixée, elle fe transforme en pus à l'aide d'une action fuffifante qu'auront confervé les fibres organiques. Les ulcères qui réfultent des différens points abfcédés font d'un mauvais caractère & d'une cure très-laborieufe, fi toutefois elle n'eft pas incertaine. Telle eft la méthode curative qu'ont laiffé à leurs fucceffeurs les favans praticiens de l'antiquité; conduite qu'on tient encore aujourd'hui dans le traitement d'un certain genre d'éryfipèle qu'on regarde comme vénéneux, & à qui on a donné le nom de feu perfique. La chirurgie ancienne s'étoit fait une loi de ne s'ouvrir le premier pas dans la cure de cette maladie qu'à la faveur des purgatifs; mais il faut obferver qu'on les faifoit ordinairement précéder d'amples boiffons rafraichiffantes, afin d'humecter, de détremper & de délayer les fluides acrimonieux, & d'émouffer leur caufticité pour les évacuer enfuite en plus grande quantité à la fois. Ces purgatifs n'excluoient point la faignée d'une manière abfolue ; elle étoit toujours applicable dans les circonftances indiquées par le caractère des fymptômes, abandonné au jugement & à la fagacité du chirurgien.

Que conclura-t-on de cette pratique fondée fur des réflexions judicieufes qui couvrent d'honneur la chirurgie ancienne ? finon que la cure des maladies éryfipélateufes dépend effentiellement des purgatifs, & que leur combinaifon avec les autres évacuans propres aux circonftances, font des fecours auxquels la chirurgie moderne a applaudi d'après les préceptes des anciens.

IX. Ces mêmes dogmes peuvent s'étendre fur la cure de l'herpès & de l'anthrax, lorfqu'on a des fignes de plénitude dans les premières voies, & que la marche des fymptômes fait craindre la putridité, comme dans l'anthrax de caufe interne fur-tout ; mais principalement lorfque le fujet eft d'une conftitution cacochyme.

On eft d'autant moins difpofé à s'écarter de ces principes que ces deux genres de maladies inflammatoires, l'herpès & & l'anthrax, font communément fufcités par des humeurs malignes, dont on ne peut trop fe hâter de modérer la fougue & de dompter la puiffance; effets qui ne font dus qu'aux évacuans. JEAN DE-VIGO (ƒ); ce chirurgien d'une fi haute réputation que fon autorité ne peut être fufpecte, met le plus grand intérêt dans la cure de ces maladies : Écoutons-le.

Les deux premières intentions de DEVIGO font d'abord de mettre fous les yeux tout ce qui peut avoir rapport à la cure du côté de l'hygiène, & on peut dire qu'il les remplit bien. Sa troi-fième, qui devient plus intéreffante dans ce moment-ci, confifte à fe rendre inf-tamment maître de la matière par des topiques, & de l'évacuer en purgeant utilement le ventre. Il ne rejette point

____

(ƒ) Cap. XI. Lib. 2. p. 68. & Cap. XIX. p. 82.

la faignée ; mais il y a lieu de croire qu'il la regarde comme un moyen fecondaire : & c'eft alors qu'il confeille d'ouvrir la veine du côté affecté, dans la crainte probablement qu'on ne fît refluer la matière vénéneufe fur d'autres parties, fi on venoit à faigner à l'oppofé. *Tertia quidem intentio, quæ eft materiam gubernare ipfamque removere, completur adminiftratione localium, factâ prius utili purgatione ventris, ac per phlebotomiam ex eadem parte, cùm femper materia puftulæ hujufmodi fit venenofa.* PARÉ, qu'une théorie favante guidoit dans la pratique, eft entré dans les vues de DEVIGO, à la faignée près. Son premier foin eft, comme lui, de faire obferver le régime, & le fecond, de confeiller les médicamens purgatifs exclufivement, afin d'évacuer la matière viciée qui produit la maladie. » Quant » à la curation, dit ce grand chirurgien, » on aura égard à trois points. Le pre- » mier eft touchant la manière de vivre

» qui doit être semblable à celle qu'a-
» vons dit au chapitre d'érésipelas. Le
» second, évacuer la matière antécé-
» dente, qui se fera avec médicamens
» purgatifs, évacuant l'humeur péchant,
» à quoi faire, ajoute PARÉ, les clys-
» tères font quelquefois suffisans, si le
» ventre est de soi mol, & si les urines
» coulent facilement, d'autant qu'avec
» icelles grande quantité de cette hu-
» meur se purge (g).

On voit que PARÉ motive avec une précision faite pour instruire la postérité la plus reculée, combien il faut être attentif à observer les moyens que la nature employe de préférence pour évacuer l'humeur impure, afin de pouvoir la servir plus utilement. Bornons-nous actuellement à suivre les considérations pour lesquelles il insiste sur les évacuans dans la cure des maladies

____

(g) Liv. 7. Chap. 14, pag. 170.

que nous avons fous les yeux, & di-
fons : fi la première intention de PARÉ
eft d'évacuer l'humeur peccante ; c'eft
qu'il craint que par fon féjour, eu égard
à fon activité, elle ne détruife la con-
texture des parties fur lefquelles elle
feroit dépofée ; qu'elle n'étende même fon
action fort au-delà ; & qui pis eft, qu'elle
n'infecte les fecondes voies. La pratique
n'a jamais varié fur cet objet, car on
fait que fi on abandonne la nature à
fon impuiffance, c'eft-à-dire, qu'on
ne cherche pas à affoiblir les forces
de fon ennemi, elle fuccombe. Le feul
moyen par conféquent de la rendre
triomphante, eft de l'expulfer. Les
fuccès nombreux que l'application de
ces préceptes a eu entre les mains des
chirurgiens les plus recommandables
y a mis le fceau de l'approbation.
FABRICE DE HILDEN (*h*) guérit ainfi

(*h*) Obf. 80. Cent. 4.

heureufement un jeune homme de Lau-
fanne & un bourgeois de la même ville,
attaqués l'un & l'autre d'une inflammation gangreneufe, fuite d'une piquure
de guêpe. Ce célèbre chirurgien, n'ima-
ginant pas pouvoir diminuer l'intenfité
de cette inflammation par les faignées,
crut devoir recourir fans délai aux médicamens cholalogues, dans l'intention
d'évacuer la bile par le bas, & d'entraîner le vice morbifique avec fon aliment.
La promptitude de la cure juftifia la
folidité de fon jugement & l'excellence
de fon procédé.

X. Il n'eft point de généralités cependant qui ne fuppofent des exceptions :
auffi eft-il des cas où la faignée peut
être utile malgré certaines indications
qui paroiffent l'exclure. Le genre d'inflammation, la rapidité avec laquelle
fon accroiffement a lieu, marquent au
chirurgien furveillant la conduite qu'il
doit tenir d'après les fymptômes carac-

tériftiques; & la faignée peut avoir lieu. L'ampleur du pouls, la lenteur de fes ofcillations ne feroient encore que des fignes équivoques, fi on n'y réuniffoit la caufe de la maladie, la conftitution du fujet, le local qu'il habite, fes exercices ordinaires, les affections de l'ame qui lui font particulières, &c.

Lorfque la faignée eft faite d'après ces confidérations, elle eft conftamment favorable : dans le cas contraire, je veux dire dans celui où il y auroit des fignes de cacochymie bilieufe, les évacuans émétiques adminiftrés dès le principe de la maladie infpirent beaucoup de confiance, leurs effets étant toujours falutaires.

XI. Il n'en eft pas ainfi de l'inflammation qui furvient aux playes des corps cachochymes ; elle n'admet pas généralement la faignée. Cette inflammation n'eft jamais caufée par l'effervefcence du fang ; donc elle ne demande pas qu'on relâche

le tiſſu fibreux par des topiques émolliens, ni par des évacuations ſanguines.
Ces engorgemens inflammatoires ſubſé-
quens ſont l'effet des fluides impurs, accu-
mulés, pour avoir négligé les évacuations
convenables dans le principe de la maladie ; auſſi ne les diſſipe-t-on jamais
mieux que par les purgatifs. La conſtitution ſeule du bleſſé donnera lieu à
d'utiles réflexions ; mais ce qui éclairera
encore davantage, c'eſt l'œdématie qui
accompagne ce genre d'inflammation,
qui ſouvent même la précède & s'étend
au loin ſur la partie affectée, tandis que
l'inflammation ſe borne aux environs de
la playe.

Quelqu'exceſſif qu'on puiſſe ſuppoſer
cet engorgement, & quelqu'ample que
ſoit le pouls, comme il eſt aſſez ordinaire en pareil cas ; la ſaignée n'en eſt
pas moins contr'indiquée. L'expérience
rationnelle prouve que, loin de prévenir
la gangrène à craindre, elle ne pourroit

que la hâter. Le moyen d'éviter cet accident est de réunir sous un même coup d'œil l'état de la langue & celui des viscères, & d'en comparer les symptômes avec ceux de la partie malade. Il n'est pas douteux qu'après cet examen on ne préfère les cataplasmes & les lotions antiseptiques stimulantes aux relâchans, pendant que par le secours des eccoprotiques on cherchera à vuider les humeurs par les selles, comme la voie d'excrétion la plus favorable & la plus sûre.

Les humeurs viciées n'ont pas toutes le même dégré de malignité ; mais quelque légère cependant que soit leur altération, elles n'excluent point les sages précautions par lesquelles on peut détruire le vice dont elles sont imprégnées ou qui les domine ; & c'est encore l'ouvrage des évacuans (i).

____

(i) On s'étendra davantage sur cet objet dans la section suivante.

XII. Les symptômes qui annoncent qu'une maladie inflammatoire externe dépend en partie du vice des premières voies indiquent l'usage qu'on doit faire des évacuans purgatifs. Chaque maladie porte son caractère distinctif, indépendamment de certaines affections qui ne lui font point essentielles, & qui laissent néanmoins de vraies indications à remplir. C'est ensuite des connoissances prises de ces divers caractères qu'on règle la marche à tenir dans le traitement.

XIII. La cure des tumeurs froides ou par congestion nous prépare un nouveau champ. Les tumeurs dures des parties molles, celles qui font formées par l'engorgement des glandes, celles qui attaquent la propre substance des os, font tellement soumises aux évacuans, qu'on peut dire qu'ils décident presqu'en totalité du fort de la plûpart de ces maladies. L'avantage qu'on a de les marier avec les fondans appropriés à

l'efpèce de vice humoral, ne peut manquer de les rendre efficaces. Ceux qui
ont attribué des vertus fpécifiques à
certains topiques pour fondre & diffiper
ces tumeurs fans inconvénient & fans
retour, n'ont pu fe difpenfer d'admettre
les évacuans purgatifs comme adjoints.
Plus le traitement eft méthodique, plus
ils deviennent intéreffans. Il eft très-
pofitif que les émolliens aqueux fuivis
des réfolutifs fondans ne fuffifent jamais
pour expulfer l'humeur obftruante du
fyftême glanduleux que je prends ici
pour exemple. Le fuccès de la cure
dépend de faifir les inftans où la matière
ftagnante un peu détrempée paroit fufceptible d'une certaine ondulation. C'eft
alors qu'il eft plus facile de la conduire
par la route qui doit l'évacuer. Ces
effets falutaires ne font-ils pas dus aux
purgatifs répétés felon l'ordre des circonftances ? Pour tirer des réfolutifs
tout l'avantage qu'on peut s'en promettre

dans la cure des tumeurs froides, il conviendroit de ne les appliquer qu'après avoir employé les évacuans. La propriété des topiques relâchans humides étant de ramollir la tumeur, comme celle des évacuans d'en diminuer le volume ; on conçoit que les résolutifs en agissant sur les fibres organiques déja débarrassées, opéreront plus énergiquement : ils précipiteront la fonte de l'humeur la plus épaisse, & ils la disperseront : ce qui n'auroit pu se faire, ni aussi promptement, ni aussi utilement, si les vaisseaux eussent été exactement remplis. Une pratique aussi unanimement avouée ne doit pas demander à être étayée par des exemples, qui prouvent toujours mieux l'utilité des évacuans dans la cure générale des tumeurs qui attaquent principalement les organes glanduleux. Si cela étoit, la cure chirurgicale de la plupart des bubons vénériens suffiroit.

XIV. L'infuffifance des topiques pour guérir radicalement ces tumeurs eft affez connue , fans qu'il foit befoin de s'y arrêter. En fuppofant que ces topiques parviennent à les réfoudre fi parfaitement qu'il n'y en refte pas le plus léger veftige, la cure feroit - elle radicale ? Ne faut - il pas, pour que cette cure ne foit point équivoque, que la caufe déterminante de la tumeur, que le germe, en un mot, auquel elle a dû fon exiftence, foit entièrement détruit ? & cette deftruction peut-elle avoir lieu fans le concours d'aucun évacuant ou purgatif, ou fudorifique, ou diurétique &c.? Car enfin, en accordant la réfolution de la tumeur à l'application des topiques, comme cela arrive quelquefois, agiffent - ils autrement qu'en préparant peu - à - peu l'humeur épaiffie & retenue à une fonte fufceptible d'être reverfée dans la maffe des liqueurs ?

G 2

Ce *reverfement* * d'humeurs préfente-t-il autre chofe que fon déplacement?
On conviendra, après tout, que ce tranfport de matière ne peut fuffire pour
conftater la cure radicale : elle ne peut
être telle que dans le cas où on auroit
fait un ufage convenable des évacuans :
ce font eux enfin qui doivent y mettre
le fceau. En accordant auffi (comme
chofe non moins commune que cette
première propofition) que l'humeur
retenue dans le tiffu de la glande parvienne après un certain travail à fe convertir en pus ; que le dépôt s'ouvre
une iffue de lui-même , ou qu'il foit
évacué par art ; que réfultera-t-il
encore de ce dernier phénomène ? Se
perfuadera-t-on que cette converfion
de la matière morbifique en pus doive
fuffire pour anéantir le vice dont une
partie des humeurs étoient imprégnée;

---

* On voudra bien me paffer ce terme en faveur
de l'expreffion.

ou qu'une fuppuration , quelqu'abondante & longue qu'elle foit , l'épuifera
& le détruira de manière à tranquillifer
fur la récidive de la maladie ? Il eft au
moins permis d'en douter jufqu'à ce qu'on
ait prononcé affirmativement. M. FABRE
eft un de ceux qui font entré dans quelques détails relatifs à cet objet. Il penfe
que le danger de la vérole doit être
moins grand lorfqu'il furvient aux chan-
cres, dans les glandes les plus voi-
fines , un bubon qui fe termine par une
fuppuration louable & abondante. Il s'en
faut bien que M. FABRE compte fur
l'exclufion de la vérole , toutes les fois
que le bubon fera foumis à une fuppuration abondante : *un danger moins
grand* ne fuppofe certainement pas qu'on
eft à l'abri de la crainte. Or ce danger exifte, & il exifte réellement : rien
donc de moins décifif à cet égard que le
prononcé de M. FABRE : nous n'irons
pas plus loin. Une expérience fort an-

cienne prouve que les purgatifs fondans
affociés avec les antifyphilitiques divifent,
atténuent & évacuent mieux que tous
autres l'humeur infecte qui caractérife
effentiellement la maladie : ce que l'obfervation la plus commune confirme d'une
manière irrévocable. L'effet primitif de
ces remèdes eft d'expulfer la portion
d'humeur diffoute, & le fecond de pro-
voquer la diffolution des molécules denfes
qui auroient refifté à la foibleffe organique des vaiffeaux obftrués, fur lefquels
ces médicamens agiffent directement. Il
en eft de la tuméfaction vénérienne des
tefticules, comme de celle des glandes
inguinales : les purgatifs adminiftrés avec
intelligence font dans l'une & l'autre circonftance la partie la plus effentielle de
la cure. C'eft ainfi que la matière for-
matrice des nodus, des exoftofes véné-
riennes &c, une fois ébranlée par les topiques capables de les pénétrer, eft difperfée
& évacuée par les purgatifs mercuriaux.

XV. Les véroles confirmées foumi-
fes au mercure en friction , donnent également lieu à des réflexions intéreffantes
fur les évacuans. Lorfqu'après avoir in-
troduit dans le fang une certaine quantité de ce minéral , les malades éprouvent quelques douleurs vagues dans les
régions du bas-ventre ; que les déjections
alvines deviennent plus fréquentes &c.;
rien n'eft mieux indiqué que les évacuans. Ils dégagent les vaiffeaux furchar-
gés par l'affluence des matières humorales divifées dont le fort étoit d'être por-
tées fur la voie des felles , & en empê-
chent le retour dans la maffe ; ils rétabliffent l'harmonie, ramènent le calme, &
concourent médiatement à la cure.

. Il eft de fait, & j'aime à le répéter
d'après M. FABRE , que le mercure admi-
niftré fous quelque efpèce de forme que
ce foit, produit invariablement certaines
crifes pour lefquelles on n'a pas tous les
égards néceffaires dans la cure, foit qu'on

les méconnoiffe, foit qu'on néglige de s'en occuper. C'eft cependant au mépris de ces crifes qu'on peut imputer la repulullation des fymptômes qui furviennent dans le cours du traitement, au grand étonnement des chirurgiens & des malades, que la prompte difparition des fymptômes primitifs, après quelques frictions, avoit d'abord flatté. Pour peu de réflexions qu'on faffe, on conçoit que la matière morbifique atténuée & préparée à une évacuation quelconque, féjournant dans les endroits où elle étoit dépofée, rentre indifpenfablement dans les humeurs, & fe porte alternativement fur une partie ou fur une autre. Ces inconvéniens ne peuvent s'éviter qu'en veillant avec attention aux différens mouvemens de la nature, afin de la feconder à propos dans fes opérations, ou afin de lui ouvrir des voies de décharge qu'elle n'attend que du fecours de l'art. La plus analogue étant la voie des felles, on fait ufage des purgatifs doux après avoir fait précéder quelques lavemens émolliens & des boiffons adouciffantes. Il n'eft point à craindre, comme quelques-uns le croient, que ces légers évacuans, adminiftrés conformément aux circonftances, interrompent le traitement & fufpendent la cure : tant s'en faut. Si la maladie exige encore quelques nouvelles applications du remède, on les règle avec prudence, fauf à recourir de nouveau aux évacuans, fi le cas le requiert ; & quand enfin on eft parvenu à expulfer tout ce qui étoit diffous, les fymptômes étant diffipés, la cure n'eft point équivoque.

XVI. Les fcrophules, dont le caractère effentiel eft en quelque façon auffi peu connu que leurs productions font difficiles à détruire, ont tout à efpérer des évacuans. Les différens remèdes dont on a vanté jufqu'ici l'excellence pour la cure de ces maladies, ont été la plupart en défaut.

Les feuls dont on a eu quelque fuccès, font ceux qui en divifant la lymphe
épaiffie, fixée dans les cryptes des glandes, procuroient des évacuations relatives, ou par la tranfpiration, ou par
les urines, ou par les felles. On eft
très-porté à croire que les remèdes publiés tout récemment par M. LALOUETTE
docteur régent de la faculté de Paris,
font de ce nombre. Les favons folaires
& martiaux réunis ou divifés, & modifiés
felon les circonftances avec des purgatifs
réfineux, annoncent des propriétés conformes à l'état d'indifpofition des humeurs. Les différentes préparations de
ces favons, dont M. LALOUETTE donne
généreufement la compofition, étant bien
faites & adminiftrées à la dofe marquée
dans fon formulaire, ne peuvent manquer
d'avoir le plus grand fuccès.

Les remarques qu'on fe permet ici
par digreffion font connoître, par un
calcul fait d'après la plus exacte obfer-

vation, que fur cent enfans attaqués de fcrophules fimples plus d'un tiers guériffent lorfqu'ils ont atteint l'âge de puberté. Un problême auffi facile à réfoudre auroit pu infpirer aux gens de l'art particulièrement occupés à la recherche des moyens curatifs de cette maladie, des réflexions plus folides fur leur méthode.

Quelques praticiens ont cru trouver dans des médicamens purement fondans, ainfi que d'autres dans les fudorifiques ou dans les apéritifs, un fpécifique indif-tinɛtement propre aux différens genres de cette maladie; & cette erreur a probablement borné leurs recherches. D'autres encore, quoique perfuadés que les fcrophules confiftoient dans l'épaiffiffe-ment de la partie blanche du fang, ont penfé qu'il convenoit de l'atténuer & de la rendre duɛtile par l'ufage foutenu du petit-lait; & pour détruire plus efficacement l'acrimonie qu'ils avoient droit de fufpecter dans les humeurs, ils recommandoient le lait pur de chèvre ou d'aneffe, ou de vache pour toute nourriture. C'eft ainfi qu'ils réuniffoient l'inutile au défavorable. Ils auroient pu voir cependant, comme dans l'épaiffiffement lymphatique de caufe vénérienne, que la denfité des fucs blancs n'eft ici que l'effet du vice humoral inhérent à la maffe ; qu'il ne fuffit pas d'en combattre les productions pour obtenir une cure radicale ; mais qu'il faut attaquer ce vice même dans tous fes retranchemens, l'anéantir & l'expulfer par les remèdes oppofés à fon caractère. Qui peut foupçonner le lait d'avoir toutes ces propriétés ?

XVII. Les caufes des fcrophules font peut-être infiniment plus multipliées qu'on ne le penfe ; & les obfervations fur plufieurs cures opérées par des moyens diamétralement contraires pourroient fervir de preuve à cette affertion.

Peut-être auffi que ce qu'on appelle en ftyle d'école *fignes commémoratifs & rationels* font un peu trop négligés par certains praticiens : ce qui a pu influer fur le peu de connoiffances fondées qu'on a jufqu'ici des diverfes caufes de cette maladie.

La diffipation complète de quelques tumeurs fcrophuleufes par l'ufage des mercuriaux, en a impofé trop légère-ment à plufieurs maîtres de l'art : puis enfuite leurs expériences réitérées n'ayant pas eu le fuccès qu'ils en attendoient, ils ont difcrédité ces remèdes avec auffi peu de ménagement qu'ils les avoient adoptés avec peu de réflexion dans toutes ces efpèces de fcrophules. S'ils avoient eu égard au chapitre des obfervations, & qu'ils euffent pris la peine de ne fe décider qu'après de juftes comparaifons, ils auroient vû que, fi des fcrophules re-belles à quantité de remèdes propofés par la chirurgie & l'empirifme, avoient été radicalement guéries par l'ufage des préparations mercurielles & du mercure en frictions, il y en avoit d'autres, & c'eft le plus grand nombre, où ce minéral, employé fous toutes efpèces de formes, les irrite & favorife leur développement. Cette alternative de bien & de mal dans le traitement d'un même genre de maladies, où l'on s'eft fait une loi d'employer avec une fcrupuleufe attention les mêmes remèdes, n'en dit-elle pas affez pour faire connoître la variété des caufes des fcrophules? Le fuccès de l'un ne doit-il pas confirmer le fuccès de l'autre, quand on adapte uniformément le même remède à la même maladie? Et pourquoi ce même remède enfin guérit-il la première & aggrave-t-il la feconde?

Je fuis bien difpofé à douter fi un peu plus de confiance aux vices héréditaires n'auroit pas contribué à éclairer fur une des principales fources de ce mal. Ce n'eſt pas choſe rare de voir des enfans naître de parens très-ſains, être affeĉtés depuis leur bas-âge d'un vice ſcrophuleux qui leur auroit été tranſmis par des ayeux, dont le ſang étoit imprégné de virus ſyphilitique. Cette dégénéreſcence a paru trés ſingulière d'abord , & a été un objet de profonde méditation pour plus d'un phyſicien. Mais faute d'une explication bien exaĉte , il n'eſt reſté que des doutes , & la choſe n'en a pas moins conſervé ſon exiſtence réelle. On connoit encore aujourd'hui une famille diſtinguée de l'Alſace, qui depuis plus de trois cens ans eſt le jouet de la nature dans une affeĉtion arthritique. La maladie des ayeux paſſe conſtamment aux petits-fils, & ſemble reſpeĉter la première génération , quoiqu'immédiatement procréée du ſang d'un gouteux. Ce qui ajoute à cette ſingularité qui a étonné & qui étonne encore , eſt que cette maladie ne ſe déclare que dans le cours de la quarantième année, & que ceux qui en font affectés en périffent communément avant la cinquantième.

Si par malheur des phénomènes auffi curieux éveillent infructueufement l'attention des philofophes, au moins pourront-ils fe convaincre après de tels exemples, comment il eft poffible que les fcrophules tiennent quelquefois à une maladie dégénérée. Il peut donc être vrai que fi les préparations mercurielles n'ont pas toujours réuffi au gré de ceux qui les ont adminiftrées dans la cure des fcophules en général, ce ne doit pas être un motif pour les en exclure d'une manière abfolue; puifqu'il eft prouvé qu'il y a des cas où leur ufage eft tellement indifpenfable qu'on ne peut terminer la cure fans elles.

XVIII. Seroit-ce un mal de convenir enfuite que la multiplicité & la complication des caufes de la maladie fcrophuleufe jettent beaucoup d'obfcurité fur la connoiffance exacte qu'il feroit à defirer qu'on eût de chacune d'elles en particulier , relativement à l'âge, au fexe, à la conftitution, au local habité &c. , & que la difficulté de faifir tout ce qui peut y avoir un rapport parfait, rend leur cure très-laborieufe & fouvent incertaine ?

L'académie royale de chirurgie , dont tous les vœux fe réuniffent en faveur de l'humanité fouffrante, a fenti l'importance d'avoir parmi fes faftes un travail folidement digéré & fortifié par l'obfervation , fur une maladie auffi commune & auffi rébelle que les fcrophules. Elle propofa en 1749 de déterminer le caractère des tumeurs fcrophuleufes , leurs efpèces, leurs fignes & leur cure : non fatisfaite des efforts des concurrens, elle renvoya la même propofition à l'année 1751. Cette compagnie, guidée par un zèle & une équité qui fait partie de l'éloge dû à

H

chacun de ſes membres en particulier, déclare que, malgré ſix mémoires admis au concours ſur la quantité qu'elle en avoit reçue, aucun des auteurs n'avoit ſatisfait exaĉtement à toutes les parties de la propoſition. Que ſignifie cette expreſſion de la part de l'académie? ſinon la difficulté d'établir une méthode générale dans la cure des ſcrophules, précédée de la néceſſité d'en connoître la cauſe matérielle, immédiate & eſſentielle.

XIX. Il eſt tems enfin de ſe rapprocher de la cure de ces maladies & de ſe rendre compte de l'effet des évacuans. Quoique les ſcrophules diffèrent par quantité de cauſes & de complications; les avantages qui réſultent des traitemens variés qu'elles exigent, n'en ſont pas moins fondés en grande partie ſur l'uſage des médicamens évacuatifs. Pour ne pas s'écarter des règles générales établies d'après l'expérience, on bornera ces réflexions à ce qu'ont décidé à

cet égard les favans qui fe font principalement occupé de cet objet, & de
qui l'académie a recompenſé les travaux
en 1751.

M. FAURE à qui elle a décerné la
première palme, admet, il eſt vrai, les
évacuans purgatifs dans la cure des ſcrophules; mais il en rejette la fréquence,
fans rien dire du motif qui l'y détermine. Il feroit eſſentiel de favoir actuellement s'il fuffit de vuider le ventre de
loin en loin avec la manne & la confection hamech. Le peu d'effet qu'on peut
attendre de ce remède, dont la confection fait l'énergie, n'équivaut pas à la
réſiſtance qu'oppofe la matière morbifique. Peut-être même ce purgatif n'a-
t-il pas toutes les propriétés relatives au
genre de la maladie ? Le ſpécifique propofé d'ailleurs par M. FAURE n'a pas
une vertu évacuante bien conſtatée. M.
BORDEU, qui a partagé l'honneur d'être
couronné avec lui, préfente une pra-

tique bien différente : non-seulement il conseille les purgatifs cathartiques comme curatifs auxiliaires , par des raisons fournies d'après l'expérience rationnelle ; mais il pense avec FUSCHIUS qu'on peut tirer certains avantages des vomitifs ; & par la réputation que l'ipecacuanha a de fondre les viscosités des premières voies , il lui donne la préférence. M. BORDEU rappelle la pratique de CHAULIAC, de JOUBERT, d'ETMULLER & de BAILLOU, qui proposoient pour la cure des écrouelles différentes espèces de purgatifs relativement à la confiance qu'ils avoient en particulier à l'un ou à l'autre de ces remèdes. Puis après une combinaison savante sur les effets avantageux que ces médicamens fréquemment administrés ont eu entre les mains de GALIEN & de MONTANUS dans la curation des skirres chancreux , il conseille les évacuans réitérés comme très-propres à la cure des scrophules.

M. Charmetton, dont la diſſertation a mérité de l'académie d'être imprimée à la ſuite de celles de MM. Faure & Bordeu, inſiſte pareillement ſur la fréquence des purgatifs, ſur - tout ſi la cauſe du mal a ſon ſiège dans le vice des digeſtions; ſi le malade eſt cacochyme ou d'un tempérament phlegmatique.

XX. La fréquence des purgatifs n'eſt pas ici le ſeul objet de contradiction qui ſubſiſte entre MM. Faure & Bordeu. La nature ou l'eſpèce de médicamens évacuatifs fixe ſingulièrement l'attention du dernier; & il ne paroit pas montrer à beaucoup près la même confiance que M. Faure aux remèdes doux, comme la manne & la caſſe, qui, quoiqu'ils procurent des évacuations, ne lui ont pas toujours réuſſi. Il paroit en effet que ces ſortes d'évacuations ne peuvent être que le réſultat des matières excrémenticielles qui ſont pouſſées par les ſelles ſans beaucoup d'effort. Or ces remèdes font-ils capables d'emporter l'enduit glaireux & ténace qui tapiſſe les inteſ-tins ? enduit que les matières fondues par les pilulles ſavonneuſes augmentent ; tandis qu'on a la preuve qu'il ne peut être détaché & évacué que par des ſecouſſes réitérées de la part des médicamens. Auſſi M^r. BORDEU donne-t-il la préférence aux évacuans draſtiques, tel que le jalap, le ſéné &c.

Un raiſonnement théorique auſſi concluant, ſecondé par des effets qui en juſtifient à chaque inſtant la ſolidité, ne doit pas laiſſer de doutes ſur l'efficacité des évacuans dans la cure des ſcrophules, ni ſur la néceſſité de leur fréquence dans la généralité des cas, ni ſur leur choix. On doit obſerver cependant que, malgré l'uſage preſqu'unanimement admis des purgatifs ſtimulans dans le cas dont il eſt queſtion, il ne faut pas s'en autoriſer de manière à les adminiſtrer habituellement ſans correctifs. Il ſeroit à

craindre qu'en portant leur première
action fur l'eftomac, ils n'en irritaffent
trop les fibres , & ne refferraffent la
bouche des vaiffeaux gaftriques au point
de retenir les fucs qu'ils doivent épan-
cher. Peut-être auffi détermineroient-ils
dans la totalité du canal une irritation
très-défagréable qui pourroit donner
lieu à des accidens qu'on fe fait toujours
un devoir de prévenir dans l'ufage des
moyens qu'on employe avec intention
de faire le bien. Ces purgatifs peuvent
être affociés fort avantageufement avec
les autres remèdes qui font réputés
comme les plus propres à contribuer
à la cure des écrouelles. L'ouverture
des cadavres de la plupart de ceux
qui font morts à la fuite de ces maladies
ayant fait connoître que les glandes
méfaraïques étoient engorgées & obf-
truées, on conçoit que les purgatifs
réunis avec les apéritifs doivent produire
de bons effets. Ils divifent & atténuent

peu à peu les humeurs épaiffies , &
les portent fur les émonctoires les plus
difpofés à les évacuer.

XXI. Parmi les différentes efpèces
de tumeurs froides qui naiffent au col
& à fes environs, on compte le gouêtre
ou bronchocèle. Sans entrer dans la
diverfité des caufes qui peuvent donner occafion à ce genre de maladies,
on fe contentera de confidérer cette tumeur comme un amas lymphatico-féreux
qui s'épaiffit peu à peu par fon féjour
dans fes propres vaiffeaux, ou qui s'é-
panche dans les célulles de la membrane
adipeufe. Ces tumeurs font diftinguées
en celles qui ont un fentiment de chaleur & en celles qui font abfolument
froides. Cette diftinction fuffit pour prévenir fur la néceffité de varier la méthode curative. Les faignées qui ne font
rien moins qu'utiles dans la curation
des fecondes, font effentielles dans celle des premières ; parce qu'on eft fondé

à croire que ce genre de tumeurs participe de l'engorgement des vaiſſeaux rouges (*k*). Elles ſont par conſéquent ſuſceptibles de réſolution, en faiſant ſervir la ſaignée, & en la plaçant avec connoiſſance de cauſe, conjointement avec les autres moyens que l'art propoſe, relativement aux circonſtances qui ont déterminé la maladie. Tels ſont, par exemple, la ſuppreſſion des menſtrues chez les femmes, & du flux hémorroïdal chez les hommes.

XXII. Des autres tumeurs, les unes ſont faites par infiltration & les autres par épanchement; & celles-ci ſont ordinairement enchiſtées. Les abſorbans, les

---

(*k*) Cette diſtinction pathologique, très-importante dans la cure de ces maladies, eſt une ſuite des obſervations & des ſavantes réflexions de M. Louis. Je lui dois de nouveaux témoignages de reconnoiſſance d'avoir bien voulu m'en faire part dans une converſation particulière : me permettra-t-il de les lui offrir ici ?

préparations d'éponge prises intérieurement, soit en poudre, soit en infusion
dans le vin blanc, réussissent communément dans les premières ; mais rarement,
ou même jamais, dans les secondes. La
cure radicale de celles - ci est entièrement du ressort de la chirurgie opéra-
toire ; & j'en ai vu plusieurs d'un volume
considérable qui ont été extirpées avec
succès. Mais dans le concours des cho-
ses de nécessité absolue pour le traitement interne, les évacuans tiennent toujours un rang distingué parmi les fondans, par leurs effets tant primitifs que
secondaires.

Personne n'ignore que le mercure ad-
ministré intérieurement, ou en frictions
ou en fumigations &c., porte quelquefois sur les glandes salivaires, qu'il les
tuméfie, & enflamme toutes les parties
de la bouche, de l'arrière-bouche & du
gosier, quoiqu'il soit manié avec circonspection. On sait, & l'expérience le con-

firme tous les jours, que les évacuans font alors les remèdes les plus efficaces & les plus prompts pour détourner la falivation & diriger l'humeur agitée fur le canal inteftinal. Les lavemens laxatifs, lorfque la voie de la déglutition eft abfolument impraticable, n'ont-ils pas journellement les plus grands fuccès ? Eft-ce autrement qu'en tenant le ventre mol & libre que l'orage fe diffipe infenfiblement, que les tuméfactions, l'inflammation difparoiffent, & que les ulcérations fe guériffent ?

XXIII. Lorfqu'une dentition, pénible chez la plupart des enfans, les expofe à des engorgemens inflammatoires falivaires, à des ophtalmies, à de violentes douleurs de tête, à des fluxions aigues fur la gorge & les oreilles, à la fièvre, à la convulfion &c.; eft-il un moyen plus propre à calmer ces accidens, que de folliciter & d'entretenir la liberté des felles par de doux évacuans ? & l'expérience, encore une fois, ne démontre-t-elle pas chaque jour, qu'il fuffit que les évacuations ftercorales foient un peu plus abondantes qu'à l'ordinaire, pour prévenir ces maux?

XXIV. On lit dans des recueils où chacun s'empreffe de publier les obfervations qui intéreffent les progrès de l'art (*l*), que M. SOULIER, docteur en médecine de la faculté de Montpellier, eft parvenu à diffiper par l'ufage feul des évacuans phlegmagogues réitérés, des grenouillettes d'un volume confidérable, pour la cure radicale defquelles on n'auroit pu propofer que l'opération. SAVONAROLA (*m*), médecin du quatrième fiècle, avoit établi les mêmes dogmes d'après l'obfervation. Il vouloit qu'on attaquât cette tumeur par de fréquens

____

(*l*) Journal de médecine, année 1759, pag. 24 & fuivantes.

(*m*) *Praxis medic.* p. 104, trait. VI.

purgatifs, parceque la matière en est épaiffe & éloignée des voies par lefquelles on purge. Quoique notre fiècle foit plus éclairé, n'admettons-nous pas ces motifs d'évacuations comme parfaitement conformes aux plus faines connoiffances ? Les préceptes de SAVONAROLA, rappellés par M. SOULIER, ont eu les plus heureux fuccès dans un cas d'engorgement épidémique des glandes cervicales, qui jettoient les malades dans une perplexité extrême.

Les cathartiques reitérés, en évacuant l'humeur, agiffoient comme dérivatifs par la correfpondance intime de la bouche avec le canal inteftinal ; & les malades étoient auffi fubitement foulagés, que les évacuans avoient opéré.

XXV. Même efficacité encore de la part des évacuans dans la cure des épanchemens & des dépôts laiteux ; fur-tout fi on les affocie avec les apéritifs. Dès qu'on eft parvenu à frayer une voie de décharge à l'humeur laiteuse par les felles ou par les urines, il eft affez ordinaire qu'elle s'y porte enfuite pour ainfi dire d'elle-même. Quelques légères fecouffes par intervalle fur les vifcères du bas-ventre, par le moyen des fels purgatifs appropriés, entre lefquels on loue celui de *duobus*, fuffifent pour exciter la nature à augmenter les évacuations, & à fe décharger des matières impures qui imprégnoient les fluides par l'émonctoire avec lequel elles familiarifent davantage.

XXVI. La cure des tumeurs froides des articulations & de leurs enveloppes, la cure de celles qui affectent le corps de l'os ou dans fes extrêmités ou dans fa partie moyenne, préfentent les mêmes indications. Les caufes prochaines & éloignées de ces maladies, ne varient jamais que par rapport aux effets. Dans le premier genre, l'humeur fynoviale & la férofité tranfpirante des parties s'accumulent autour des ligamens & dans les ligamens mêmes; ils s'y épaississent & retardent le cours des liqueurs qui doivent les pénétrer & en sortir par la voie de l'exudation. La foiblesse organique de ces parties dans l'être sain, dont le jeu n'est exercé que par des mouvemens soutenus, comparé à leur inaction totale dans les cas de maladie, fait comprendre l'épaisseur que ces liens articulaires doivent acquérir sous l'affluence des fluides; fluides qui s'y fixent d'autant plus volontiers que les vaisseaux sont plus disposés à les retenir.

Quelque puissante qu'on suppose la force des atténuans résolutifs, ils ne peuvent directement rien contre cet amas humoral concentré. L'effet de ces médicamens se borne à échauffer & à raréfier la portion des fluides qui est le plus à leur proximité. Ils émincissent les tégumens & les disposent à se rompre, à mesure que la dissolution de la matière retenue a lieu. Ces topiques ne peuvent guères influer fur la défopilation des vaiffeaux obftrués qui gonflent la texture ligamenteufe; & c'eft alors que les évacuans fondans ou apéritifs pénètrent jufqu'à eux, les ébranlent, les déplacent & les évacuent.

XXVII. Parmi les maladies qui intéreffent le corps des os ou leurs extrémités, on compte le fpina - ventofa & le pedarthrocace. Les caufes de ces tumeurs font toujours envifagées comme dérivatives d'un vice vénérien, fcrophuleux, fcorbutique, rachitique, ou comme l'effet d'une portion d'humeur variolique ou pforique qui aura pénétré la fubftance des os. La variation des caufes n'influe nullement fur les effets; ils peuvent être les mêmes par-tout. Le fiège primitif & le dégré de ces diverfes maladies en font toute la différence. N'ayant pas pour objet de differter fur les différens phénomènes attachés à chacune des caufes occafionnelles de ces tumeurs, on fe contentera de dire qu'en appliquant les remèdes difcuffifs & fondans fur celles d'entr'elles qui font fpécialement fixées fur les ligamens, on doit faire ufage en même tems des médicamens internes capables d'évacuer la matière obftruante. Les purgatifs, les atténuans, les apéritifs & les fudorifiques, employés felon l'ordre des confidérations refpectives à chacune des caufes foupçonnées, ont des droits réels fur la cure.

Les moyens que la chirurgie manuelle a adoptés en faveur des abfcès ou des caries des os, rapportés aux différentes caufes de maladies qui les affectent, n'excluent pas plus les remèdes évacuatifs dans leur cure, que ceux à qui on reconnoît la propriété de fubjuguer le vice effentiel de la maladie.

XXVIII. Les tumeurs flatulentes ou venteufes dont la caufe matérielle gît dans la vifcofité & l'épaiffiffement des humeurs, qu'un dégré de chaleur affez fuffifant peut échauffer au point de raréfier l'air qu'elles contiennent, s'adreffent d'abord aux évacuans, afin de purger la furabondance humorale de tout le corps. AQUAPENDENTE (*n*) penfe que pour divifer plus facilement l'humeur vifqueufe & pituiteufe, il faut réunir les médicamens incififs aux évacuans. De concert avec GALIEN, il loue fort les ftimulans, les alimens fecs & chauds, & toutes les boiffons qui ont la propriété de corriger l'intempérie froide des vifcères ; boiffons dans lefquelles il confeille d'ajouter les fyrops d'hyfope, de pouliot, l'oximel fcillitique &c. De plus férieufes réflexions fur la doctrine d'AQUAPENDENTE feroient déplacées dans la circonftance.

XXIX. On peut, fans fortir des bornes qui circonfcrivent l'utilité des éva-

------

(*n*) Lib. I. de tum. præter nat. Cap. X. fol. 35, 36 & 37.

cuans dans cette differtation, terminer cette fection par des vérités confirmatives des avantages qu'on peut retirer de ces médicamens dans la pratique.

Quoique l'on foit convaincu de la néceffité de vuider le bas-ventre auffi complettement qu'il eft poffible, avant de pratiquer aucune opération d'importance; il eft néanmoins des cas où l'on croit fuppléer à ce précepte par les lavemens. Ces remèdes peuvent fort bien fuffire aux vues de l'opérateur, mais non aux befoins de la nature, qui fe trouveroit fouvent beaucoup mieux d'un purgatif léger dans plufieurs circonftances. On fait que le féjour des matières excrémenticielles peut donner lieu à des accidens dont on ne pénétreroit peut-être pas d'abord la caufe, d'après la confiance qu'on auroit mife en ces remèdes trop infuffifans par fois pour la mériter. Les opérations de l'empième, celles de la taille, de la caftration, de la fiftule à l'anus &c., & principalement celles des hernies, exigent les plus grandes attentions à cet égard. Les évacuations alvines, retardées ou retenues peuvent avoir une influence très-dangereuse dans la plus grande partie de ces cas.

Les causes qui peuvent entretenir les accidens après la réduction des hernies sont très-équivoques, & elles le seroient peut-être encore plus, si l'on n'avoit observé qu'une d'entr'elles, à qui on donnoit le moins d'attention, dépendoit souvent d'un amas de matières fécales qui obstruoit le canal alimentaire, l'échauffoit, favorisoit son spasme & l'entretenoit. Éclairé aujourd'hui plus que jamais par l'expérience & l'observation, on a vu qu'on pouvoit éviter heureusement ces accidens, en faisant usage des minoratifs doux aiguisés d'un peu de sel ; ou selon la méthode de LE GRAND (r), d'une dissolution de deux

____

(r) Mémoire de l'acad. R. de chirurgie, t. 4, pag. 268 in 4°.

onces de fel d'efpfom dans deux pintes d'eau commune, de laquelle on fait boire au malade un gobelet de quart-d'heure en quart-d'heure. Ce remède peut avoir des fuccès dans la cure des hernies anciennes dont l'anneau eft affez dilaté pour avoir laiffé aux matières ftercorales une libre circulation dans la tumeur, ou lorfque par faute de reffort les matières ne cheminent plus. J'ai plufieurs faits où il m'a réuffi, qu'il feroit fuperflu de rapporter ici : il fuffit de dire que la précaution de faire paffer un lavement purgatif avant l'ufage de cette diffolution, ne peut que favorifer fes effets, & qu'indépendamment du réfultat le maniement doux de la tumeur, à mefure que les évacuations ont lieu, procure de grands avantages, principalement dans celles qui font formées par engorgement de matières. Mais les purgatifs placés après l'opération ont bien une autre influence, lorfque les accidens fubfiftent

encore. La pratique chirurgicale, enri-
chie par des obſervations précieuſes, s'eſt
fait une loi de placer déſormais un minoratif peu d'heures après l'opération,
afin de diſſiper les accidens, s'ils exiſtent,
ou afin d'en prévenir le retour, toujours
à craindre juſqu'à ce que l'opéré ait eu
quelques ſelles. DIONIS, à qui on doit
d'avoir expreſſément donné le précepte
qu'il dit ingénument tenir de M. MOREAU
premier médecin de Madame la Dau-
phine, mérite pour cela ſeul bien de
la reconnoiſſance. M. LOUIS, ſans ceſſe
animé par l'amour du bien, rappelle cette
doctrine avec des réflexions très-ſavan-
tes tirées de ſes propres obſervations,
dans un mémoire ſur les cauſes de l'é-
tranglement dans les hernies, inſéré *loc.*
cit. Ces dogmes ne ſont pas encore aſſez
généralement répandus dans les livres
élémentaires qui doivent ſervir de guide
aux jeunes chirurgiens dans la pratique,
pour me ſavoir mauvais gré de les répéter
ici.

XXX. Il me reste à dire un mot de l'utilité des purgatifs dans le cas des corps étrangers avalés, & je finis. L'histoire de la chirurgie fournit plus d'un fait qui prouve que l'expulsion qui se fait par les selles des corps étrangers, avalés & précipités dans l'estomac, a souvent été soumise à l'effet des évacuans. Plusieurs praticiens, guidés par des vues adroitement raisonnées, les ont employés avec beaucoup de fruit. M. HEVIN, dans son excellente dissertation sur les corps étrangers arrêtés dans l'œsophage, en donne plusieurs exemples, & cite les observations de FABRICE DE HILDEN, d'ETMULLER & de SEGERUS, qui conseillent les huileux, les savonneux, les balsamiques & les purgatifs, dans l'intention de prévenir les suites dangereuses de certains corps dont l'existence peut être funeste en blessant l'estomac ou les intestins par leurs pointes ou par leurs aspérités. Si les purgatifs ne déterminent pas d'abord la fortie de ces corps, ils peuvent les déplacer, tandis que les huileux & les balfamiques appaiferont les douleurs, détergeront & confolideront les ulcérations produites par le contact de leur capacité. Si on confulte les chirurgiens à qui la pratique a fourni plufieurs de ces évènemens, on les trouvera tous d'accord fur la confiance qu'ils ont dans la voie des felles pour en précipiter l'expulfion : & de qui attendre cette expulfion anticipée, fi ce n'eft des évacuans ? ET-MULLER entr'autres propofe, comme un moyen de foulager plus fûrement ceux qui ont avalé des corps étrangers qui feroient tombés dans l'eftomac ou paffés dans les inteftins, de faire ufage des bouillies & des crêmes de riz, d'orge & de millet, ou de panades, dans la vue d'entraîner ces corps par le canal en les enveloppant. Il ajoute même que, pour rendre ces alimens plus propres à fatis-

faire à cette intention, il feroit à defirer
que les malades ne buffent point après
ces alimens, afin que ces mêmes corps en-
veloppés par des fubftances gluantes &
épaiffes puffent parvenir fans inconvéniens à la voie des felles, pour être
enfuite expulfés plus facilement par
quelques purgatifs doux. C'eft ainfi
que SEGERUS trouva le moyen de
faire rendre dans l'efpace de fix jours,
deux groffes aiguilles à un homme qui
les avoit avalées.

La fection fuivante dans laquelle j'ai
pour objet de parler de l'utilité des
évacuans dans la cure des playes anciennes, des ulcères &c, ne m'a pas
paru moins intéreffante que celle - ci.
Le but que je me fuis propofé feroit
rempli, fi j'avois pu contribuer aux
progrès de mes élèves. Il pourroit fe
faire cependant que, malgré l'attention
que j'aurai toujours de leur témoigner
mon attachement en développant leurs

connoiffances & en excitant leur émulation , mes travaux fuffent infuffifans
par la manière dont ils font préfentés.
Je compte beaucoup fur l'indulgence
des favans qui voudront bien m'éclairer
de leurs lumières , & dont les difcuffions fe borneront au bien de l'humanité. Je refpecte le favoir aimable, &
je lui faurai toujours bon gré des doutes
qu'il me propofera & des raifonnemens
plaufibles qu'il oppofera aux miens.

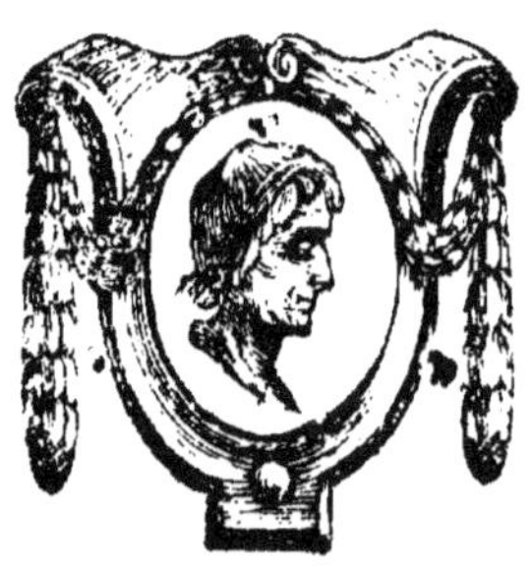

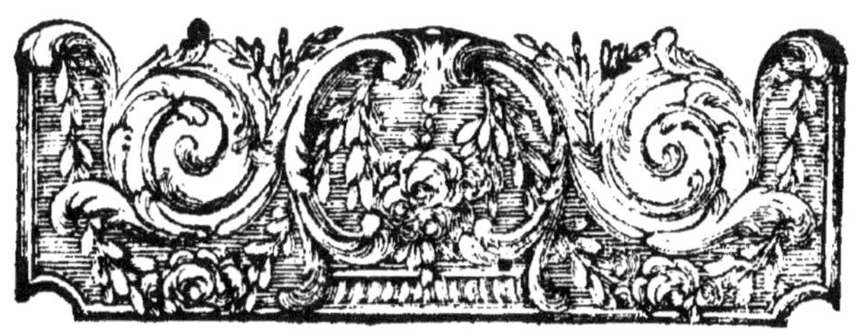

DE L'UTILITÉ
DES ÉVACUANS
DANS LA CURE
DES PLAYES ANCIENNES, DES ULCÈRES, &c.

SECONDE SECTION.

I. L'Ancienne chirurgie confondoit les playes avec les ulcères : les arabes font les premiers qui aient reconnu la néceffité de les diftinguer. Galien employoit indifféremment ces mêmes noms, playe & ulcère, pour défigner une folution de continuité aux parties molles, récente ou ancienne. Paré, qui a fuivi la définition de Galien, appelle « playes toute
» divifion récente, fanguinolente & fans
» putréfaction complette ou purulente,
» faite aux parties molles; & il nomme
» ulcères cette même divifion non-fan-

» glante, mais invétérée, de laquelle il
» fort pus ou fanie ». La chirurgie moderne ayant égard aux différens tems que
parcourent les playes pour leur confolida-
ion, diftingue celles qui font recentes
des anciennes, & fait une claffe particu-
iere des ulcères. La playe, felon la chirurgie moderne, eft une divifion des parties
molles, récente & fanglante, faite par caufe externe. Elle comprend enfuite cette
même chirurgie, fous le nom de playes
anciennes, toutes divifions dans les chairs
qui n'ont pu fe confolider qu'à la faveur
d'une fuppuration relative à différentes
caufes tant naturelles que fubféquentes.
Lorfque la fuppuration des playes anciennes eft excitée ou entretenue par la par-
ticipation des folides, ou par le vice des
humeurs; elle les range alors dans la claffe
des ulcères. On conviendra en effet
qu'entre une playe récente & une playe
fuppurante, la ligne de féparation eft très-
petite; puifque fouvent on ne peut pas

éviter, même avec beaucoup de précautions & de foins, la fuppuration d'une playe qui préfente toutes les difpofitions poffibles à fe réunir.

Quoique GALIEN femble confondre les playes avec les ulcères, on ne peut pas lui reprocher d'avoir négligé de donner la définition de ces derniers. L'ulcère, dit GALIEN, « eft une érofion invété-
» rée des parties molles, qui au lieu de
» fang rend une efpèce de pus ou de
» fanie ; ce qui empêche la confolida-
tion. ETMULLER eft encore plus expref-
fif « : Il appelle ulcère une folution de
» continuité provenant de quelque acidité
» corrofive qui ronge les parties, & con-
» vertit la nourriture propre du corps
» en une matière fanieufe ». HEISTER,
en parlant des ulcères, convient qu'on peut en donner une idée nette & précife, & fa définition en effet ne laiffe nulle équivoque. « L'ulcère, dit-il, eft une
» divifion des parties molles de notre

» corps & de la peau, produite par caufe
» interne, comme par une inflammation,
» un abfcès, des humeurs âcres & fta-
» gnantes &c. » Puis il ajoute : « L'ufage
» veut néanmoins qu'on place encore
» parmi les ulcères & qu'on appelle
» de ce nom les playes & les contu-
» fions qui reftent long-tems à guérir
» ou qui s'invétèrent. »

II. Toutes les définitions, devenues
fucceffivement plus exaêtes, ne font pas
fans intérêt dans la pratique de l'art,
relativement à la cure des playes anciennes & des ulcères, puifqu'elles ont pour
objet de défigner la caufe procatarêti-
que ou primitive des unes & des autres.
C'eft encore par ces définitions que, dans
l'expofé des rapports en juftice, on
évite une confufion qui pourroit être fa-
tale à l'accufé, fi le plaignant parvenoit
à en impofer en faifant paffer un ulcère
pour une playe récente en fuppuration.

En fuivant la définition d'HEISTER, qui

paroit la plus jufte & la plus décifive, on confidère l'ulcère comme la fuite de l'abfceffion de toute efpèce de tumeurs, ou de quelques érofions cutanées, décidées par des caufes internes. Ce caraëtère particulier de l'ulcère établit la diftinëtion qu'il y a entre lui & les playes anciennes entretenues par un vice humoral.

III. Lorfque la mauvaife qualité des fucs eft la caufe immédiate de la durée de la maladie dans une playe quelconque, la première indication confifte à la corriger. Les accidens & les fymptômes qui furviennent dans le principe de la playe ou pendant le traitement, font les indiquans. Un exercice un peu foutenu dans la chirurgie des playes & des ulcères, fait connoître avec affez de facilité la nature du vice qui entretient la maladie. C'eft par l'infpeëtion du local, aidée des fignes commémoratifs, qu'on porte communément un jugement certain fur l'exiftence & le dégré d'acrimo-

nie de certains virus, tel que le vénérien, le scorbutique, le scrophuleux &
le cancéreux.

L'application qu'on fait ici de la corruption des humeurs occasionnée par un
vice interne à la nature de certains ulcères, a lieu dans la nature des playes
anciennes. La difficulté qu'elles ont
quelquefois de se cicatriser, est une
preuve assez constante de la présence
d'un vice humoral qui entretient la suppuration & la mauvaise qualité des chairs.
Si les remèdes qu'on a cru jusques-là les
plus propres à l'obtenir, n'ont pas eu le
succès qu'on pouvoit s'en promettre,
au moins auront-ils pu servir à modérer les accidens ou à les prévenir.

Telles sont les circonstances où la
chirurgie éclairée par des relations jus-
tes, fait servir efficacement les remèdes
internes. Les évacuans, par des propriétés
connues, commencent ordinairement la
cure, y concourent réellement, & ce

font eux qui toujours la terminent. Quand une fois les humeurs font dépravées, les altérans ne fuffifent pas pour changer leur difpofition vicieufe : les évacuans placés à propos font indifpenfables pour fatisfaire à l'indication.

IV. Les playes fuppurées font fujettes à des viciffitudes fi manifeftes, qu'il eft rare de ne pas s'apperçevoir de quelques changemens, en bien ou en mal, dans la révolution de quelques panfemens. Ces viciffitudes paroîtront d'autant moins extraordinaires aux yeux du vrai chirurgien, qu'il faura qu'elles font l'effet immédiat des folides fur les fluides, & *vice verfâ*, & que les différentes agitations qu'ils éprouvent les uns & les autres dépendent de l'influence de toutes les chofes qui nous environnent, & que nous faifons journellement fervir à notre confervation.

Il fuit de ce principe général que la matière de la fuppuration doit être le

K

feul guide dans l'ufage des moyens à employer pour la cure des playes & des ulcères : auffi s'y bornera-t-on pour rendre compte dans cette fe&ion de l'utilité des évacuans.

Après avoir confidéré dans la première, les tumeurs humorales fous l'état inflammatoire d'abord, & fous l'épaiffiffement des fluides blancs fans inflammation; voyons à rapprocher les cas où les évacuations follicitées peuvent être utiles par rapport à la fuppuration ; puifqu'elle eft une de leurs terminaifons la plus ordinaire, & qu'elle accompagne néceffairement les playes contufes & anciennes, ainfi que les ulcères.

Quand les folides ont été tendus à un point extrême, ils fe rompent, & verfent les fluides qui les embarraffoient fous la forme d'une matière blanchâtre plus ou moins épaiffe, à qui on donne le nom de pus. Tant que les vaiffeaux jouiffent d'une a&ion proportionnée à la

nature & à la quantité des fluides, &
que ces fluides sont sains d'ailleurs, la
suppuration se maintient dans une disposition louable. A mesure que ces vaisseaux recouvrent leur énergie, la matière
purulente s'épaissit & devient moindre,
au point que les fibres qui avoient été
précédemment écartées se rapprochent &
se lient. C'est ainsi que les playes les
plus considérables par la perte de substance se cicatrisent facilement, en se bor-
nant à des pansemens très-simples soutenus d'un régime analogue, sans le concours d'aucun évacuant.

V. Lorsque par des effets relatifs à la
constitution du sujet, ou produits par des
causes éloignées, la quantité du pus, sa
couleur, sa consistance &c. éprouvent
quelques changemens ; ce sont autant
de différentes indications sur lesquelles la
perspicacité du chirurgien doit l'éclairer
dans l'usage des purgatifs.

Si les causes qui peuvent déterminer

les suppurations trop abondantes sont nombreuses, les secours par lesquels on peut y remédier sont très-multipliés. Il seroit difficile d'admettre un terme fixe pour placer les évacuans dans les playes suppurées. Si cependant on en croit à M. PETIT, ils ne peuvent être employés que le vingt-deuxième jour. Le motif pour lequel ce grand chirurgien en défendoit si expressément l'usage avant cette époque, est d'autant moins facile à pénétrer, qu'il marquoit la plus grande attention à ne les prescrire que dans les cas absolument nécessaires. Auroit-il craint qu'ils ne donnassent occasion à des métastases ou à des reflux de matières purulentes ? Mais quoi ! ces remèdes peuvent-ils jamais être défavorables, quand ils sont administrés après des indications certaines ? On ne doit pas appréhender d'être surpris, quand on aura pour l'âge, la constitution du malade & son état positif les considérations qu'ils méritent. C'eſt toujours ſur l'âge qu'on doit régler la doſe de ces médicamens ; & ce ſont les divers caractères des maladies & leurs accidens qui doivent en indiquer le genre. Y a-t-il du mérite, avec l'attention ordinaire qu'exigent les circonſtances, à éviter les ſuperpurgations qu'on ſoupçonne être l'objet de crainte de M. PETIT, & qui lui inſpirent tant de défiance dans l'uſage de ces remèdes ? En admettant même que la ſuperpurgation puiſſe avoir lieu ; la médecine manque - t - elle de moyens propres à borner l'effet d'un médicament purgatif, ſi on ſe trouvoit contraint à le faire ? & au pis le mal ſeroit-il irréparable ? Ces évènemens, ſi communs dans la pratique, ne ſont pas toujours auſſi malheureux qu'on ſe le repréſente. Je dirai même plus : il eſt douteux que la crainte d'une ſuperpurgation dût s'oppoſer à prévenir, par des évacuans prudemment adminiſtrés, les maux dont on eſt menacé d'après les ſymptômes qui en indiquent l'utilité. Car enfin, ou la purgation eſt indiquée, ou elle ne l'eſt pas ? Si elle l'eſt ; peut-on la négliger ou l'omettre ſans craindre de voir ſurvenir inceſſamment des accidens tout auſſi graves au moins qu'auroient pu être ceux qu'on redoûte d'une ſuperpurgation qui n'arrivera pas ?

Que d'exemples l'hiſtoire de l'art n'offre-t-elle pas , où pour avoir négligé de combattre les ſymptômes de la plénitude ou de la cacochymie par des évacuans placés à propos, la fièvre s'eſt allumée avec une force dont le début ſeul a fait craindre pour les jours du bleſſé ! On a vu toutes les évacuations reſter ſuſpendues, ou devenir tout-à-coup ſi abondantes qu'elles ont jetté les malades dans un épuiſement mortel. Ces faits ſont aſſez généralement connus , & le chirurgien le moins exercé peut, avec une attention médiocre , en avoir été plus d'une fois témoin.

VI. Les circonſtances où l'uſage des purgatifs eſt indiqué dans le paragraphe de la ſuppuration, ſont 1.º lorſque l'excès de la matière purulente eſt une ſuite immédiate de la conſtitution du ſujet qui péche par une ſurabondance des fluides blancs ; 2.º lorſqu'il ſubſiſte dans les environs de la playe , & même au-delà , un engorgement pâteux ou des duretés éparſes , qui ſont, pour ainſi dire, autant de réſervoirs où l'humeur ſe dépoſe & croupit ; 3.º lorſqu'il paroit des bourſoufflemens du tiſſu cellulaire à l'entour de la playe, occaſionnés par la ſtaſe des liqueurs qui s'y dénaturent ; 4.º lorſque les chairs ſe tuméfient & produiſent des hyperſarcoſes, que des panſemens méthodiques répriment foiblement ou qui répullulent peu de tems après ; 5.º lorſqu'enfin les fluides trop groſſiers s'arrêtent à l'extrémité des vaiſſeaux & donnent lieu à une élévation dure qui circonſcrit la playe , & qui, en comprimant les tuyaux organiques du fond, ralentit l'oſcillation de tous ceux qui y abordent. Les topiques émolliens, les mouchetures & les ſcarifications, qu'on employe à deſſein de ramollir ces matières épaiſſies & d'en ſolliciter le dégorgement, ne ſuffiſent pas toujours. Les médicamens, qui par des propriétés particulières atténuent la lymphe, la rendent plus fluxible & évacuent ſes parties impures, vont plus directement au but. L'utilité des purgatifs eſt ſi bien démontrée dans cette circonſtance, qu'on voit conſtamment renaître ces duretés après les avoir entièrement exciſées, toutes les fois qu'on a négligé d'attaquer la cauſe qui les produit.

VII. La réſorbtion purulente eſt un accident dans les playes, du genre de ceux où les évacuans purgatifs agiſſent efficacement. La cauſe déterminante de cet accident eſt l'irritation, le ſpaſme & la conſtriction des vaiſſeaux de la playe même, auxquels la cacochymie donne communément lieu. C'eſt alors que le pus refoulé dans la maſſe décide ſur le champ des ſymptômes dont la gravité égale la promptitude avec laquelle ce tranſport paroit : ce qui diſtingue la réſorbtion du reflux qui ſe fait peu à peu. Le ſigne eſſentiel de cette réſorbtion eſt lorſque d'un panſement à l'autre la playe eſt échauffée & aride : tandis qu'au moyen des évacuans on provoque l'ex‧pulſion de l'humeur rentrée, on employe les topiques émolliens & relâchans, afin d'aſſouplir les fibres & d'y rappeller ce jeu & cette oſcillation douce capables de ramener la ſuppuration. Les évacuans dont on fait uſage en pareil cas, n'ont d'autre préférence que celle qui eſt indiquée par la nature & le ſiège des ſymptômes, relativement à la diſpoſition des fonctions qu'on croit les plus propres à ſervir utilement la nature.

Quand la matière purulente n'a ſouffert

qu'une diminution qu'on peut attribuer
à un régime indifcret ; une diète févère,
les délayans aqueux, les lavemens &
les minoratifs fuffifent prefque toujours.
Pendant que les boiffons humeftent &
détrempent les humeurs rentrées & celles
qui font infeftées par la contagion, qu'elles en appaifent la chaleur trop vive,
en émouffent l'âcreté & les déterminent
fur les glandes inteftinales ; les lavemens
calment l'éréthifme des parties intérieu-
res, en relâchent le tiffu, & entraînent
ce qui fe préfente d'impur. Les purgatifs légers opèrent avec d'autant plus
de facilité, que les matières qui doivent
être évacuées y font préparées (*f*).
Ces minoratifs peuvent être répétés &
foutenus felon l'exigence du cas, fans
crainte de produire des effets fâcheux.
En débarraffant les vifcères du bas-ventre,
ils rétabliffent l'ordre de la circulation

(*f*) QUESNAY, traité de la fuppuration, pag. 336.

dans la partie malade, de concert avec les topiques ſtimulans.

VIII. La couleur de la matière purulente eſt ſuſceptible de pluſieurs changemens qui peuvent fournir des indications quelquefois équivoques aux évacuans. La rigidité des fibres, en ralentiſſant le cours des fluides, influe ſur l'épaiſſiſſement du pus, comme cet épaiſſiſſement influe réciproquement ſur ſa couleur. Des comparaiſons ſur la réunion des globules ſanguins qui font paroître la liqueur rouge plus colorée, témoignent en faveur de la réunion des globules purulens qui, étant de plus en plus rapprochés, donnent au pus une couleur jaune au point même de la rendre verte. Ces obſervations peuvent avoir lieu ſur toutes les parties du corps indiſtinctement, principalement dans les ſujets bilieux : elles ſont toujours plus ſenſibles cependant aux ulcérations qui affectent les endroits où le tiſſu cellulaire eſt plus rare, plus denſe

& plus ferré. Les fuppurations du cuir chevelu, celles de la paume de la main, de la voûte du pied & celles auffi du canal de l'urètre, lorfque l'écoulement de la gonorrhée eft dans fon principe ou fur fon déclin, en font des exemples. Ces nuances dans la couleur de la matière purulente étant une fuite immédiate du fiège de la maladie, n'ont que très-peu de chofe à efpérer des évacuans. Il y auroit même lieu de craindre que fi on fe laiffoit féduire par ces apparences, fans avoir pour tous les acceffoires les égards qu'ils exigent, les évacuans, bien loin de changer la couleur & la confiftance du pus, y ajouteroient encore s'il étoit poffible. Les boiffons délayantes nitrées rempliffent infiniment mieux l'objet. En s'infinuant dans les plus petits vaiffeaux, elles atténuent, divifent les humeurs & les font couler d'autant plus aifément que les fibres ont repris de la flexibilité ; ce qui eft fuffifant pour changer la confiſtance du pus & ſa couleur. La playe ou l'ulcère ſe déterge ; & alors une matière purulente louable eſt d'un heureux préſage pour la cicatrice. Les boiſſons altérantes n'excluent pas toujours les évacuans ; ils ſont même eſſentiels dans les cas où on a pour objet de prévenir la ſurcharge des vaiſſeaux malades & de maintenir la playe dans une diſpoſition prochaine à la cure.

IX. Un fluide homogène, ni trop épais ni trop ſéreux, annonce le juſte équilibre qui règne entre les ſolides & les fluides ; équilibre ſans lequel la nature ne travaille que nonchalamment à la cicatrice. C'eſt dans la ſoupleſſe de la fibre que réſide toute ſon énergie & ſon aptitude à la cure. En comparant l'activité avec laquelle les playes guériſſent chez les enfans, à la lenteur avec laquelle elles ſe cicatriſent chez les viellards ; on a la preuve de ce fait.

La fluidité & l'abondance du pus eſt un ſigne rarement équivoque du relâchement des folides & de la furabondance des fluides blancs. On ne peut combattre avec plus d'avantage cette quantité d'humeurs que par une diète exacte, & par les évacuans réfineux alliés aux ftimulans doux. Cet excès de fluidité, particulier aux tempéramens froids & humides, demande qu'on deffèche le corps, afin de rappeller fur les fibres l'élafticité qu'elles ont perdue par l'humide furabondant dont elles font abreuvées ; humide qui les prive de cette propriété énergique fi néceffaire pour la préparation & la perfection des fucs cicatrifans. C'eft par ce défaut d'énergie que les fucs s'épanchent avec profufion fur la playe ou fur l'ulcère ; & quelque confidérable qu'on fuppofe leur évaporation, la cicatrice eft toujours foible & peu folide : *Corporibus humidâ carne præditis imperanda fames, fames enim corpora exficcat* (1). HIPPOCRATE n'exclut point

____

(1) Aphor. 39, fect. 7.

l'ufage des évacuans par cet aphorifme ; c'eft en parlant du régime qu'il recommande la plus grande diète , comme un des premiers moyens à employer pour diminuer l'excès des liqueurs. Mais lorfqu'il fe rencontre des indications qui demandent à être remplies fans trop différer & auxquels la diète ne pourroit fuffire qu'en jettant le corps dans une maigreur dont la conftitution du malade auroit à fouffrir ; doit-on évacuer, ou doit-on attendre de la nature épuifée qu'elle travaille efficacement à la cure ? Les excroiffances charnues qui ne font , à proprement parler, qu'une fuite du développement des cellules de la membrane adipeufe, font plus promptement & plus fûrement affaiffées par l'ufage approprié des purgatifs que par la diète , fur-tout dans les conftitutions pituiteufes.

Les fucs trop fluides font communément imparfaits ; ce qui fuppofe deux motifs également puiffans pour avoir recours aux remèdes évacuatifs. **Ces** faits qui se répètent journellement dans la pratique laissent voir une vérité incontestable. L'expérience & l'observation prouvent d'une manière certaine, que les purgatifs favorisent l'évacuation des fluides importuns dont la diète n'auroit pu opérer la diminution qu'en supprimant la source qui les renouvelle. Les purgatifs influent sensiblement sur cette faculté énergique si nécessaire aux solides, & sur le dégré de chaleur qui convient aux fluides pour hâter la cicatrice.

X. L'utilité des évacuans n'est pas moins prouvée dans la cure des suppurations glaireuses. Lorsque les fluides commencent à devenir visqueux, ils engourdissent peu à peu le ressort des solides; leur oscillation devient successivement plus lente; la circulation enfin est plus paresseuse, & elle ne dépose plus dans la playe qu'une matière puriforme, indigeste & imparfaitement travaillée, malgré l'ufage foutenu des topiques les plus propres à émouvoir les fibres.

Cette difpofition vicieufe des fluides vient communément du mauvais état des organes digeftifs, & de tous les folides en général; ce qui peut être confidéré ou comme l'effet de la maladie, ou comme fa caufe, felon les divers fymptômes qui l'ont accompagnée depuis fon origine. Quelle que foit la fource première du mal, les difpofitions étant telles, on a toujours lieu de préfumer que les fluides viciés doivent influer fur les autres vifcères digeftifs éloignés, qui, comme les premiers, font enduits d'une couche glaireufe plus ou moins forte à laquelle des alimens groffiers & mal préparés, l'abus de la chair des jeunes animaux, celui des fubftances farineufes & laiteufes peuvent aifément donner lieu. Aura-t-on de la peine à fe perfuader enfuite que le chyle qui émane des fucs extraits de ces fubftances, puiffe pro-

duire un amas d'humeurs vifqueufes,
fur-tout dans une conftitution humide &
froide ? Connoît - on après cela des
moyens plus fûrs de divifer ces humeurs,
de fondre ces vifcofités , de rendre aux
fucs leur qualité première , & d'en évacuer le fuperflu & l'impur, que ceux
qu'offrent les purgatifs draftiques, combinés avec les boiffons fortifiantes amè-
res ou diaphorétiques , ou fudorifiques
ou diurétiques chaudes?

XI. Ce n'eft pas affez d'avoir fait connoître l'utilité des évacuans purgatifs dans la
cure de ces différentes efpèces de fuppuration. La douleur qui accompagne quelquefois les playes anciennes & les ulcères eft fi vive & fi cuifante, qu'on
ne peut l'imputer qu'à une acrimonie
humorale. Les fymptômes de la fuppuration acrimonieufe font les dégoûts ,
les diarrhées , les vomiffemens , la fièvre,
les délires , les mouvemens convulfifs
& les affoupiffemens. Les playes & les

ulcères abreuvés par cette fanie corrom-
pue font d'un très - mauvais caractère.
On ne peut parvenir plus heureufement
à la ceffation de ces divers accidens,
qu'en tempérant l'âcreté des fluides par
des boiffons mucilagineufes, & en les
évacuant par les felles au moyen des
purgatifs doux. Ces évacuans doivent
être foutenus conformément à la quantité des humeurs qu'on fuppofe devoir
être évacuées, & pour s'expliquer plus
clairement encore , jufqu'à la difparition
totale des fymptômes généraux , & de
ceux qui font particuliers à la playe.

Ce que l'expérience autorife d'après
des circonftances conformes à l'état re-
préfentatif des maladies qu'on a fous les
yeux, doit fervir de guide dans la pratique : tout ainfi qu'ARBUTHNOT (*u*)
régloit le choix & la quantité des alimens dans la curé de la fuppuration,

----

(*u*) Effais fur les alimens , p. 86.

on doit régler l'utilité & la néceffité des évacuáns en pareils cas. » C'eft, dit ce favant, dans les vaiffeaux ouverts d'une » playe ou d'un ulcère qu'on doit » obferver les effets des différentes fubf- » tances fur les fluides & les folides ». Ce médecin, un de ceux qui a jetté le plus grand jour fur l'influence du ré- gime dans la cure des playes & des ulcères, a trop bien fenti malgré cela l'utilité des purgatifs dans plufieurs cas, pour ne point en confeiller l'ufage.

XII. Les anciens comme les modernes n'ont pas eu moins de confidérations que nous, pour tout ce qui peut avoir quelques rapports à la diététique, confé- quemment à la cure des maladies chi- rurgicales ; mais ils n'avoient garde de croire que l'attention la plus fcrupuleufe à fuivre ces règles dût fuffire à tout. Ils avoient tellement apprécié les effets des purgatifs dans la curation des playes anciennes & des ulcères, qu'ils étoient perfuadés que leur fréquence devenoit indifpenfable pour détruire le vice impur qui les entretenoit, ou pour favorifer fon altération. C'eft ce qu'ARCEUS (*v*), qui a très-bien traité de ces maladies, fait fentir en infiftant fur les purgatifs répétés, dans la cure de ces maladies. *Namque hæc pars omninò neceffaria eft, & non femel fed fæpè etiam repetenda.*

XIII. Lorfque la qualité des fucs qui entretiennent la fuppuration eft effentiellement mauvaife, il eft queftion de s'affurer fi c'eft de la dépravation humorale, ou de l'ufage des chofes non naturelles, ou enfin de quelques panfemens vicieux que dépend le caractère impur de cette fuppuration. Convaincu de l'exiftence de la première caufe, les évacuans deviennent indifpenfables; tandis qu'on corrige la feconde par les contraires, fans qu'il foit befoin d'évacuer,

---

(*v*) De curatione vulnerum, lib. 2, p. 123.

on s'obferve fur ce que l'on doit à la troifième de ces caufes, en variant les topiques, & en fe réglant fur les principes de l'art dans l'application des pièces de l'appareil. Les élémens de la chirurgie font fi étendus relativement à ce dernier objet, qu'il feroit difficile de pécher par ignorance.

XIV. L'économie animale confidérée dans l'état de maladie n'eft pas la même à beaucoup près que dans l'état fain. Il n'eft perfonne qui, en fuivant l'ordre des connoiffances anatomiques & phyfiologiques, ne puiffe en quelque forte expliquer les caufes qui entretiennent la vie, fans crainte d'être démenti. Mais fi la machine eft déréglée, la multitude & la complication des refforts qui la font mouvoir, laifferont de l'obfcurité fur la caufe du dérangement; & ce n'eft qu'à grande peine qu'on parviendra à connoître la véritable fource du défordre. Je penfe, par la même raifon, que la difficulté de favoir fi les fubftances nuifibles mêlangées avec nos humeurs peuvent en être féparées, eft encore aujourd'hui un objet de méditation. Il n'eft pas moins difficile de favoir quels font les tuyaux fecrétoires qui doivent leur permettre le paffage, & le genre d'évacuans qu'on doit employer pour en procurer l'expulfion. Les règles tracées par les premiers maîtres de l'art inftruifent fur la difficulté de faifir ces points capitaux. Quoiqu'on foit parvenu à connoître à peu près toutes les voies par lefquelles la nature fe décharge de fes impuretés, & à évaluer en quelque façon la quantité des humeurs qu'elle peut fouftraire de la maffe dans un tems donné, rien n'eft plus incertain que la manière avec laquelle elle s'exécutera quand elle fera aux prifes avec la maladie.

La curation des playes anciennes & des ulcères n'eft pas expofée aux mêmes viciffitudes que celle des maladies inflammatoires. L'économie animale n'eſt point, dérangée, les humeurs découlent ſucceſſivement par les vaiſſeaux rompus, ſouvent même ſans produire que de légères ſenſations douloureuſes. Les fonctions ne ſont jamais déréglées qu'indirectement, & l'eſpèce de ſuppuration eſt l'indiquant des remèdes avec leſquels on doit ſolliciter la cure. L'uſage des dépurans & des évacuans purgatifs, placés d'après des connoiſſances tirées du fond de la conſtitution, du genre de maladies & de l'état des humeurs, eſt conſtamment indiqué.

XV. On entend par l'état des humeurs, leur impureté, leur dépravation, leur perverſion & leur diſſolution putride. Ces différens états on donné lieu aux anciens d'établir autant d'eſpèces d'ulcères que les humeurs pouvoient éprouver de changemens, par rapport à leur genre & à leur dégré d'altération : delà ces qualifications d'ulcères ſordides,

ichoreux, rongeans, cancéreux, putrides, peftilentiels, vermineux &c.

Le but qu'on s'eft propofé confifte
feulement à examiner fi les évacuans
peuvent être utiles dans la cure de ces
différentes maladies. L'idée générale qu'on
a prife de leurs caufes fait apprécier la
néceffité de ces remèdes, puifqu'elles
ont toujours pour objet un vice quelconque dans les humeurs. Sans avoir égard
à la manière dont les fluides ont pu être
infectés, on fent le befoin de détruire
jufqu'au germe du vice humoral pour
parvenir à la cure. Or cette deftruction totale ne peut avoir lieu, fans ouvrir
des iffues à l'humeur, à mefure qu'on
porte dans le fang des fluides capables de
changer fa difpofition vicieufe. Une loi
établie depuis l'origine, pour ainfi dire,
de la chirurgie, nous impofe de ne
commencer la cure de ces maladies,
qu'après avoir fait précéder les remèdes
généraux, parmi lefquels les évacuans

purgatifs font défignés comme indifpenfables. Les ulcères qu'on prétend n'être
entretenus que par un vice local, ne
devroient pas toujours être exclus de
cette règle générale, quoiqu'en penfent
quelques praticiens ; puifqu'on a la preuve qu'on ne vient à bout de les cicatrifer
que par des foins particuliers qui n'ont
pas feulement le vice local pour guide.
Cette réflexion conduit à d'autres non
moins intéreffantes : la qualité vicieufe
des chairs dépend-elle du local même
de la partie ou de l'impureté des humeurs, & quel eft le moyen de s'en
affurer ? En fuppofant qu'elle dépen-
de du local, il feroit important de
favoir fi la matière fanieufe qui fort de
ces chairs eft produite par des fucs nour-
riciers changés par le mouvement organique, ou par des fucs excrémenteux
trop élaborés pour ne pas être déja vicieux ? fucs qui prennent une voie différente de celle qu'ils auroient dû fuivre

pour parvenir à l'ulcère; ce qui doit inévitablement augmenter leur dépravation. De toutes ces caufes il n'en réfulte cependant qu'un même effet qui ne peut être combattu que par les évacuans; puifqu'il eft fenfible, dans l'un comme dans l'autre cas, que ces fucs font également viciés.

Il paroitroit affez naturel de croire d'après cela, que les vices locaux (en matière d'ulcères) tiennent trop du caractère des humeurs, pour ne pas préfumer qu'ils y ont quelque part. On a peine à fe perfuader que les chairs foient mauvaifes, qu'elles jettent une liqueur fanieufe, fans que les fluides n'y participent; ne fût-ce même que par la voie de la réforbtion infenfible. C'eft pour éviter cette réforbtion qu'on évacue par intervalle dans la cure des ulcères qui font entretenus par des corps étrangers.

La théorie de cette dépravation locale, préfentée par un des auteurs le plus recommandable & le plus favant du fiècle (x), ne laiffe point de doute fur l'utilité des évacuans en général , c'eft-à-dire, des purgatifs , des apéritifs, des expectorans &c , furtout fi les ulcérations font anciennes, & que les perfonnes foient avancées en âge.

XVI. La dépravation humorale peut être partielle ou totale. Les fubftances délétères fixées fur une feule partie, comme dans la puftule maligne & l'anthrax de caufe externe, produifent par le concours du fyftême nerveux des effets femblables à ceux qui feroient la fuite d'une dépravation générale ; tels que les défaillances, les naufées , le flux de ventre, les diffenteries , les convulfions & les affoupiffemens. Lorfque ces fubftances putrides féjournent dans les premières voies , elles agiffent localement

______

(x) QUESNAY, Précis de la fuppuration putride , p. 61, 63 & fuivantes.

fur les vifcères & caufent les mêmes accidens. L'évacuation de ces fubftances putrides fuivie d'un calme prompt prouve bien, comme le remarque QUESNAY, que ces accidens peuvent exifter, fans que la maffe des humeurs foit infectée. On pourroit comparer ces effets à ceux de certains poifons qui, pris intérieurement, donnent lieu à des fymptômes très-graves, qui ceffent dès qu'on eft parvenu à les faire rejetter par le vomiffement (*y*).

XVII. Les différens vices dont les humeurs font fufceptibles n'ont pas tous le même dégré de malignité. Le développement plus ou moins rapide de l'acrimonie humorale dépend autant de la conftitution du fujet, que de fes habitudes : d'où on conçoit que les troubles qui

---

(*y*) Les accidens qui fubfiftent enfuite n'étant plus confidérés que comme des effets locaux, ils font ordinairement attaqués avec fuccès, quand on eft prévenu affez tôt pour en détruire la caufe.

s'élevent dans la nature, n'ont pas les mêmes caufes, quoiqu'ils aient quelquefois une même terminaifon. Ces variétés proviennent généralement de l'aptitude des humeurs à recevoir plutôt certaines impreffions que d'autres. On peut expliquer par là comment une maladie de la plus petite conféquence peut avoir les fuites les plus fâcheufes, attendu que le germe exiftant du vice morbifique n'attendoit pour s'exalter que le moindre ébranlement. Les maux qui en réfulteront feront d'autant plus prompts que les humeurs feront plus ou moins dépravées, ou qu'elles auront infeété la maffe, d'un commencement de diffolution putride.

Il eft poffible par conféquent que l'ordre naturel des combinaifons étant toujours le même, les fluides puiffent fe tempérer les uns par les autres. Le fang pourra modérer le vice acrimonieux de la lymphe, comme la lymphe pourra modérer celui du fang ; de manière que fi l'un fuffit pour annuller l'effet de l'autre, & que les fluides foient foumis à une action uniforme, la vie pourra fe conferver pendant quelque tems fans inquiétude apparente : venons à la preuve.

M. B. auditeur en la chambre des comptes de . . . paffant un matin fa robe de chambre dans fes bras fe déchira très - fuperficiellement le dos de la main droite avec une épingle qui en traverfoit la manche. Une bleffure auffi légère ne parut pas devoir mériter fon attention, & il vaqua à fes affaires fans la moindre peine pendant la journée entière. Les chofes changèrent fingulièrement pendant la nuit ; la main fe tuméfia, les douleurs s'éveillèrent, elles devinrent exceffives, & une inflammation cuifante occupoit toute la circonférence de l'égratignure. Les fecours furent très - prompts, & quelque bien dirigés qu'ils fuſſent , ils n'oppoſèrent rien à la gangrène qui fit périr le malade le troiſième jour.

On demande actuellement à quoi il eſt poſſible d'attribuer la cauſe & la rapidité d'un évènement ſemblable, ſi ce n'eſt à la dépravation totale des humeurs ? M. B. paroiſſoit cependant d'un excellent tempérament ; rien n'avoit encore troublé juſques-là l'heureuſe ſanté dont il avoit joui : malgré les travaux fatiguans que lui impoſoit ſa charge, dont il rempliſſoit les devoirs peut-être avec trop de zèle, il conſervoit un caractère enjoué qui faiſoit le plaiſir entier de ſa famille & les délices de ſes ſociétés.

Le R. P. de B. prieur du couvent des petits Carmes à V . . . fut ſaigné du bras droit pour une médiocre douleur de tête qui l'inquiétoit depuis quelque tems. Il ſe loua de la légéreté de la main de celui qui avoit fait cette opération. Le lendemain au matin la playe étoit douloureuſe & enflammée ; une douleur ſourde & profonde s'étendoit depuis le pli du bras juſqu'à l'épaule. Environ deux heures après l'application d'un cataplaſme de *micâ panis*, le bras & l'avant-bras ſe gonflèrent avec douleur ; la chaleur y étoit foible, & on ne voyoit plus la moindre trace d'inflammation. Quelque preſſante que fût la circonſtance , & quelque habiles qu'étoient les chirurgiens qui en prenoient ſoin, l'état du malade empira ; l'extrémité toute entière fut frappée d'une gangrène humide, à laquelle il ſuccomba le troiſième jour à dix heures du ſoir (z).

(z) Ce qui pourroit mériter de la part des lecteurs quelques réflexions intéreſſantes ſur ces évènemens, eſt que deux frères, de trois qui lui reſtoient, ſont morts d'une gangrène ſpontanée ; l'un à la ſuite d'une fracture de la clavicule, & l'autre à la ſuite d'hémorrhoïdes qui ſe gangrénèrent dans vingt-quatre heures, & dont les progrès furent ſi actifs, qu'il mourut dans quatre jours & demi.

M

On fent trop l'injuftice qu'il y auroit d'attribuer la caufe de ce malheur à l'opération de la faignée qui vingt-quatre heures auparavant avoit mérité des éloges au chirurgien qui l'avoit faite. A en juger d'après les évènemens, on ne peut imputer une caufe de mort auffi prompte qu'à la diffolution putride des humeurs. La conftitution du fujet fembloit forte, & il n'avoit jamais éprouvé que des maladies légères. Sa nourriture ainfi que celle du malade précédent étoit frugale, & la feule chofe qu'on fe croiroit peut-être autorifé à lui reprocher, feroit l'abus qu'il faifoit du caffé, comme au premier fon travail exceffif.

XVIII. Comment rendre raifon de ces obfervations auxquelles on efpère que quelqu'un en réunira d'autres, finon par l'exiftence d'une diffolution occafionnée

---

Je n'ai que des notes fur ces deux particularités, & elles font infuffifantes pour donner le récit du début de la maladie & de fes progrès.

par des fubftances dont le mêlange avec des parties putrides amaffées dans les premières & fecondes voyes, a infecté infenfiblement la maffe humorale; effets, comme l'obferve Quesnay (*a*), qui peuvent avoir lieu indépendamment d'aucune fièvre ? Peut-être auffi exifte-t-il dans nos humeurs des fubftances capables de produire feules cette diffolution? mais c'eft ce qu'on ne fait pas encore d'une manière bien certaine. Sans prétendre expliquer ces efpèces de phénomènes par des caufes encore trop obfcures, ne pourroit-on pas trouver dans le jeu accéléré des vaiffeaux une occafion de déterminer la défunion des parties élémentaires fluides, par l'impulfion d'une chaleur trop active & trop foutenue, ou par une diffipation trop grande des principes qui conftituent leur effence ?

(*a*) Mémoires de l'académie Royale de Chirurgie, tom. 1 pag. 134.

Ces obfervations n'ont point été préfentées à deffein de faire valoir les
évacuans ; il eft cependant vrai de
dire que ces circonftances les admettent
préférablement à la faignée. Les antifeptiques les plus vantés, tèls que le
kina , le camphre feul ou mêlangé
avec la gomme ammoniaque & le fel du
même nom, ne peuvent être d'aucun
avantage dans des cas femblables. C'eft
moins aux fubftances capables d'augmenter le ton des fibres , qu'il faut
avoir recours pour préferver les parties
faines de la corruption , qu'aux acides
minéraux & végétaux noyés dans des
véhicules appropriés à l'état du malade.
Ces boiffons en pénétrant dans la maffe
des fluides tendent à en rapprocher
les principes défunis ; elles ralentiffent
leur mouvement, appaifent la chaleur
inteftine & combattent la putridité.
C'eft bien moins la diverfité des caufes de la diffolution putride qu'on doit

envifager , que cet état de diſſolution. On vient d'obſerver que ſi les
troubles qui s'élevoient dans la nature
n'avoient pas toujours les mêmes cauſes
(en fait de dépravation humorale)
leur terminaiſon étoit aſſez communément la même. Cela eſt d'autant plus
vraiſemblable , que c'eſt uniquement du
dégré de malignité des humeurs & de
leurs effets aɔifs & réaɔifs , que dépendent leur acrimonie & leur cauſti-
cité , quelle que ſoit la cauſe qui les
ait dépravées ou corrompues. Mais les
humeurs une fois diſſoutes , elles atten-
dent plus des médicamens qui tendront
à leur rendre la conſiſtance qu'elles auront entièrement perdue , que de ceux
qui borneroient leurs propriétés à augmenter le reſſort & le jeu des ſolides.
L'expérience y ajoute même qu'ils hâ-
tent plutôt la gangrène qu'ils ne la
modèrent. Il eſt peu de praticiens qui
ne connoiſſent l'inſuffiſance du kina

dans la diſſolution ſcorbutique que je cite ici comme la plus commune ; tandis qu'il pourroit ſe faire qu'il fût utile dans le principe de la maladie ; mais la plus grande partie des praticiens applaudiſſent en revanche aux heureux effets des acéteux.

On peut lire dans les obſervations des chirurgiens, qui ont été le plus à portée de traiter ces maladies, les ſuccès qu'ils ont eu de l'uſage de ces remèdes. J'ai expoſé dans mes réflexions ſur la complication du virus vénérien & du vice ſcorbutique, ceux que le citron ſeul avoit procurés dans la curation de pluſieurs gangrènes par diſſolution. L'éloge qu'AMBROISE PARÉ fait des acides , & particulièrement du ſyrop de *acetoſitate citri*, pour la cure des ulcères peſtilentiels, doit contribuer à en faire connoître l'efficacité , & à donner la préférence aux acéteux dans tous les cas où l'on ſoupçonne que la gangrène eſt la ſuite d'une diſſolution humorale partielle ou totale. L'obſervation va même plus loin ; car on ne trouve guères d'anti - ſeptiques plus puiſſans, relativement à la circonſtance, que les acides & l'eſprit de ſel, ſur-tout quand il eſt queſtion de borner la gangrène, ou de hâter la chûte des eſcarres. On porte ces liqueurs, au moyen d'un pinceau de charpie, ſur toute la cir-conférence de l'ulcère ainſi que ſur les ſcarifications ſouvent plus funeſtes qu'utiles, qu'on fait à deſſein de favo-riſer le travail de la nature dans la ſéparation du vif d'avec le mort. Tan-dis que le plumaſſeau qui recouvre l'ulcère gangréneux eſt imbibé de li-queurs acides, on enveloppe la partie malade d'un cataplaſme préparé avec ſon de froment . . . . . ℔ j

 ſel marin . . . . onc. ji
faites cuire à un feu lent avec S. Q. de vinaigre de vin.

M 4

XIX. Les purgatifs & les autres évacuans feroient nuifibles dans le tems même de cette diffolution (*b*), à moins qu'ils ne foient indiqués par des déjeƈtions fétides. Ces remèdes font d'autant plus néceffaires alors, que la vie du malade dépend de l'évacuation des matières putrides, diffoutes, corrompues, & de leur épuifement. Dès que les fignes de la décompofition des parties fibreufes & conglutineufes du fang fe manifeftent, & qu'on s'apperçoit que les humeurs nuifibles font difpofées à s'échapper, on doit recourir aux évacuans. Ces médicamens ne font pas moins utiles dans la circonftance des gangrènes féches, fuite de la malignité des fucs corrompus. Il feroit même poffible qu'on pût prévenir ces efpèces de gangrènes qui furviennent dans les fièvres

---

(*b*) QUESNAY, Traité de la gangrène humide, page 84.

putrides, par une purgation non inter-
rompue qui évacueroit les humeurs in-
fectes à mesure que la contagion putride
feroit des progrès. Il y a tout lieu de
présumer qu'on éviteroit par ce moyen
une plus grande corruption dans les
humeurs qui altéreroient infailliblement
toute la masse du sang, pour peu qu'on
les laissât séjourner.

Ces remèdes administrés avec choix
& circonspection conviennent aussi dans
le second cas, c'est-à-dire, quand
les humeurs rendues à peu près à leur
consistance primitive, la nature tend
à se débarrasser des portions humorales
vicieuses qui n'ont pu être évacuées
lors de l'orgasme, ou réintégrées dans
la masse. En expulsant le vice hétérogène, ils préviennent les rechûtes
ou de nouveaux accidens qui feroient
toujours à craindre, tant qu'il y
resteroit encore dans le sang quelques restes de dissolution putride.

XX. Toutes les fois que le choc d'un corps en mouvement a été assez violent pour rompre la texture des fibres vasculeuses, il en résulte une contusion qui a le plus grand rapport à la gangrène par l'atonie où se trouvent alors les solides, & par la stagnation des fluides contenus ou extravasés.

XXI. Quand il y a épanchement dans la tumeur contuse, il occupe toujours le centre du point frappé, & son existence non apperçue d'abord, mais soupçonnée, sera d'autant plus présumable que le corps lancé aura porté sur des parties où les os auront opposé une résistance égale à la puissance qui les aura frappés.

Lorsque les remèdes généraux, parmi lesquels les purgatifs sont recommandés, ont opéré la résolution des fluides stagnans contenus ou extravasés, il faut croire que les fluides ont été repris, & que par conséquent les vaisseaux contus ont acquis une force oscillatoire suffisante pour se defendre désormais contre l'engorgement des humeurs qui y circulent. Sans cette acception, il n'est pas douteux que toute action venant à cesser dans les fibres vasculeuses, elles perdent peu à peu leur ressort, se flétrissent & tombent en gangrène.

Quoique la contusion ne soit pas toujours suivie de rupture totale des vaisseaux frappés, il n'en est pas moins vrai que la force du choc comparée à la délicatesse des fibres & à la résistance des parties dures qu'elles recouvrent, fait toujours craindre la gangrène.

Les livres de l'art abondent d'observations qui prouvent la possibilité de ces faits. On lit dans QUESNAY entr'autres, qu'un garçon de billard ayant reçu un coup de masse sur le bras, la partie contuse fut promptement suivie de gangrène. Ces vérités aussi généralement connues font desirer de savoir si l'âge & la constitution ne fourniroient pas un

moyen d'expliquer pourquoi , toutes
chofes égales d'ailleurs , les contufions
font fufceptibles d'une réfolution plus
prompte chez certains individus , &
pourquoi cette réfolution a lieu chez
les uns, tandis qu'elle a une terminaifon
différente chez les autres.

XXII. Le moyen d'expliquer ces efpèces de phénomènes fe trouve dans la
conftitution même de la fibre & dans
l'état pofitif des liqueurs. Pour rendre les
nuances de cette différence plus fenfibles , il fuffit d'oppofer l'enfance à la
vieilleffe. On fait fans doute que dans
ce premier âge les fibres ont une grande
foupleffe , que les vaiffeaux font très-
nombreux, & leur action très-fréquente;
d'où on peut déja appercevoir que la
réfolution des maffes globuleufes fangui-
nes arrêtées dans les vaiffeaux contus,
doit être plus facile & par conféquent
plus prompte que dans la vieilleffe , où
les fibres font roides, où le nombre des

vaiſſeaux eſt diminué par l'âge, & où leur action organique eſt ralentie.

Si on continue de comparer ces deux états, l'enfance & la vieilleſſe, on verra d'un côté une fibre molle, humide & ſouple, & de l'autre une fibre dure, aride & preſqu'inflexible : ici la circulation eſt active, la chaleur vive & les fluides atténués ; là au contraire, la circulation eſt lente, la chaleur foible & les fluides épais.

XXIII. Toutes ces différentes conſidérations étant réunies, il ſera non-ſeulement facile de donner une ſolution ſatisfaiſante ſur le réſultat d'une contuſion, à parité égale, mais encore on ſentira la néceſſité de varier la méthode curative relativement à la tumeur contuſe dans l'un & l'autre de ces individus. Ce qui a lieu ici par rapport à la diverſité des âges eſt applicable à celle des conſtitutions, ſi on ne perd pas de vue l'état de la fibre. C'eſt ainſi qu'on concevra comment la résolution des fluides extravasés est plus prompte & plus sûre chez les sujets d'un tempérament humide, que chez ceux d'un tempérament bilieux & sec : second motif qui doit inspirer la nécessité de diversifier la pratique dans l'un & l'autre cas; premier objet des mes réflexions.

L'observation a toujours prouvé que les topiques spiritueux qui réussissent avec tant d'éfficacité dans les contusions les plus fortes des enfans, comme dans celle des adultes d'une constitution humide, étoient absolument contraires dans les meurtrissures les plus légères des vieillards, & dans les sujets d'un tempérament sec. Là il importe de relever l'action des vaisseaux froissés, de leur imprimer une force énergique & de ranimer les fibres languissantes par des topiques & des boissons vulnéraires actives. Ici, tout au contraire, il convient d'humecter & de relâcher ces fibres par des fomentations émollientes & par des boissons analogues, afin de fuppléer à l'humidité dont elles font dépourvues , & de donner de la fluidité aux fucs épaiffis en favorifant la détente des folides.

La diminution progreffive de la contufion eft l'indicatif des évacuans. Ce font eux qui tranfmettent au dehors les fucs croupiffans altérés par leur ftafe & par leur féjour, fucs dont le retard dans les liqueurs pourroit donner occafion à divers accidens. Ces médicamens doivent être répétés felon les circonftances, puifqu'ils coopèrent eux-mêmes à la réfolution de la matière épanchée.

XXIV. Ces différences d'âge & de conftitution , pour lefquelles on n'a pas communément les égards convenables dans la cure des contufions , ont dû donner lieu à des remarques utiles d'après des événemens triftes , qui loin de deffiller les yeux de certains chirurgiens , n'ont fait que les rendre moins clairvoyans.

L'eau de vie, le camphre, le sel ammoniac, le kina, &c, ont été trop inconsidérément accueillis dans la cure de toute espèce de contusions qui pouvoient faire craindre la gangrène. Parmi ceux qui cultivent l'art de guérir, il y en a beaucoup qui ne s'arrêtent point à la diversité des causes de cette maladie & à ses différens genres : persuadés que ces remèdes sont spécialement consacrés là a cure de la gangrène; quelle qu'en soit la cause & l'espèce, ils en abusent. On ne voit pas que, s'il est des circonstances où de tels remèdes peuvent être salutaires, il en est d'autres où ils sont funestes : en voici un exemple.

Un septuagénaire tomba de sa hauteur sur le pavé, & se froissa violemment la face externe de la jambe gauche. Cette partie froissée fut beaucoup plus douloureuse le lendemain que le jour même de l'accident. A la levée du premier appareil qui consistoit dans des compresses imbues d'eau marinée avec un mêlange d'eau de vie, on vit une contusion qui s'étendoit depuis la malléole externe jusqu'à la partie moyenne de la jambe qui etoit déja considérablement tuméfiée. Le chirurgien, irrésistiblement attaché à l'usage, n'hésita pas d'appliquer les infusions aromatiques les plus animées. Les progrès de la maladie lui firent naître ensuite de nouvelles ressources; il crut trouver plus d'efficacité dans les cataplasmes toniques auxquels il ajouta le kina en poudre avec profusion. Loin de diminuer le mal, il y a apparence que ces topiques l'augmentèrent, car le quatrième jour la partie contuse étoit froide, le sentiment y étoit presque éteint, ce qui ne laissa plus de doute sur une prochaine mortification.

Une absence de quarante heures que fit ce chirurgien jetta les parens du malade dans la plus grande perplexité; éloignés des ressources de la ville, ils imaginèrent, au défaut des topiques dont l'homme de l'art leur avoit expreſſément recommandé l'uſage , d'appliquer un cataplaſme préparé avec la mie de pain, le lait & le jaune d'œuf. Ce remède, placé par le haſard, ne fut point indifférent. Vingt-quatre heures après, on vit déja un cercle rouge qui ſembloit borner la gangrène apparente , à un pouce au deſſous de la tubéroſité du tibia; & dans un eſpace de douze heures enſuite, on apperçut un ſuintement purulent, léger à la vérité , qui circonſcrivoit la portion gangrénée. Quelque flateur que parut l'eſpoir lorſque je le vis , j'appris que le retour du chirurgien le convertit bientôt en un pronoſtic fâcheux. Ayant toujours dans l'idée qu'une gangrène ne pouvoit être ſubjuguée que par les antiſeptiques les plus forts, le mieux-être ne tarda pas à diſparoître , le mal prit de nouvelles forces & le vieillard périt.

Si les principes fur lefquels on vient de faire fentir la néceffité de varier l'application des topiques dans la cure des contufions par rapport à l'âge & au tempérament, devoient être éclairés par des comparaifons qui les rendiffent plus palpables & plus fenfibles, il feroit difficile d'en trouver de plus propre à remplir cet objet que la cure des playes d'armes à feu. L'hiftoire récente de la chirurgie militaire nous apprend qu'on employoit autrefois les topiques antifeptiques, aromatiques, incendiaires &c, dans le principe de la curation de ces playes, comme les plus capables de fatisfaire aux différentes indications. C'étoit même une règle affez univerfellement reçue d'imbiber plufieurs fois par jour l'appareil d'eau de vie camphrée ou ammoniacée. Un raifonnement fuggéré par de juftes & de folides réflexions, tant fur la caufe de ces playes que fur les effets qui en réfultent a fait, enfin changer

N 2

d'opinion à la plupart des chirurgiens.
La douleur violente, la fièvre aigue,
l'inflammation exceſſive, les dépôts plus
ou moins multipliés & plus ou moins
profonds, ainſi que la gangrène, ayant
été regardés avec raiſon comme une
ſuite de l'éréthiſme conſidérable des
fibres contuſes & déchirées, on a penſé
que la ſomme de ces accidens venoit
en très-grande partie de l'uſage où l'on
étoit, de couvrir ces playes de topiques
irritans, dans la vue de décider une
ſuppuration plus prompte. Ce raiſonnement théorique confirmé par l'expérience, & relatif aux effets d'une cautéri-
ſation opérée par des corps obtus,
chaſſés avec la plus grande force, on n'a
pas tardé à concevoir enſuite que la ſuppuration lente & indigeſte des playes
d'arquebuſade étoit un effet inſéparable
de l'état de ſtupeur, d'engourdiſſement
& d'éréthiſme où ſe trouvoient néceſ-
ſairement toutes les eſpèces de fibres

contufes ou déchirées, fymptômes que les médicamens ftimulans ne pouvoient qu'accroître. Des réflexions un peu férieufes fur cette difpofition locale ont infenfiblement ramené les chirurgiens modernes à l'évidence, & dès-lors ils ont cru devoir adopter une méthode curative toute oppofée.

Les topiques émolliens ont paru préférables, comme plus propres à appaifer les troubles de la nature émue & bouleverfée, à raffurer le fyftême nerveux étonné, & à rappeller le cours des fluides fur des parties que la percuffion auffi violente que fubite d'un corps enflammé avoit, pour ainfi dire, fait rétrograder.

Les lotions, les fomentations, les cataplafmes émolliens combinés avec un régime, des boiffons & des médicamens internes qui vont au même but, ont reçu les témoignages d'une confiance bien méritée. C'eft par ces moyens que

les voies de la fuppuration font plus
promptes à s'ouvrir ; que la tuméfaction
inflammatoire & la fiévre font infiniment
moindres ; les dépôts par conféquent plus
rares, les autres accidens bien moins redoutables & la cure plus rapprochée.

Je n'étendrai pas plus loin mes réflexions, il feroit difficile d'ajouter quelque
chofe aux travaux de ceux qui ont répondu avec tant de fatisfaction aux vœux
de l'académie, & qui ont réuni dans leurs
excellentes differtations tout ce qu'on
pouvoit defirer fur la théorie & la pratique des contufions & des playes d'armes
à feu. J'aurai rempli mon objet, fi j'ai
laiffé appercevoir que la cure de ces
maladies étoit fufceptible de plufieurs
variétés dans la méthode du traitement.

F I N.

J E joins à cette dissertation une lettre confirmative de mes réflexions sur l'utilité des évacuans dans le traitement des maladies chirurgicales. Cette lettre m'est adressée par M. CHAUSSIER de l'académie de Dijon, qui a été chargé par cette célèbre compagnie, concurremment avec M. MARET son sécrétaire perpétuel, de lui rendre compte de ma dissertation.

On trouvera dans les observations de M. CHAUSSIER des faits probatifs de l'abus de la saignée. Il est incroyable comment ces faits, multipliés qu'ils sont dans l'exercice de l'art, n'ont encore pu arracher, une grande partie de ceux qui le cultivent, à l'habitude enracinée de saigner sur le champ un blessé quelconque, dans quelqu'état qu'il soit.

J'ai toujours devant les yeux un exemple frappant de cette pratique offensive & meurtrière. Il y aura bientôt trois ans qu'on avoit réuni toutes les troupes de la garnison, dans la plaine des bouchers, afin de les exercer. Ce spectacle y attira beaucoup de monde. Une femme dans le nombre ne put éviter un peloton de cavalerie qui avançoit sur elle au grand galop, elle fut renversée; j'ignore cependant si les chevaux de file la froissè-

rent, car elle n'avoit ni excorations, ni tumeur contuse, ni fracture. Cette misérable femme fut arrachée de la foule sans connoissance ; quoiqu'elle eût le visage & les mains froides, le pouls annon-çoit encore un filet de vie que je conseillai de faire servir à ranimer successivement les autres organes, en essayant de rappeller l'irritabilité dans les fibres vasculaires où la frayeur, peut-être plus que le mal, concentroit tous les esprits. Mais il étoit proba-blement arrêté que cette femme devoit mourir sous la lancette, car il fut contradictoirement ordonné qu'elle seroit saignée sur le champ, elle le fut en effet, & elle expira.

Si la lettre de M. CHAUSSIER ne développoit pas aussi parfaitement qu'elle le fait, les incon-véniens qui résultent de cet abus digne de la réclamation de toutes les personnes instruites dans l'une & l'autre médecine, j'aurois pu exposer mes réflexions. Au reste, on peut lire dans une lettre imprimée à Strasbourg 1782, fol. 32. la base des préceptes curatifs applicables à cette circonstance.

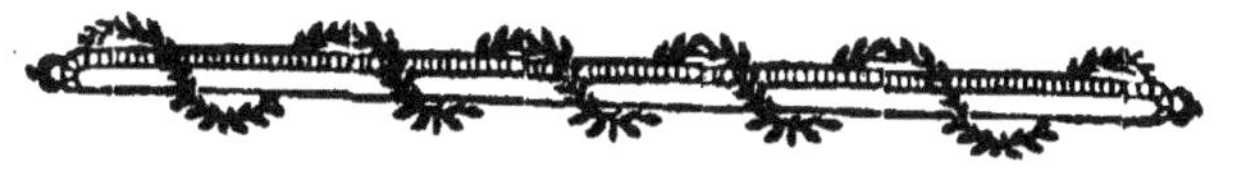

LETTRE
DE M. CHAUSSIER,
DE L'ACADÉMIE DE DIJON,

Dijon, 23 mai 1783.

MONSIEUR ET CHER CONFRÈRE,

J'AI été chargé par l'académie de lui rendre compte, dans une de ses séances particulières, de votre dissertation sur l'utilité des évacuans dans le traitement de plusieurs maladies chirurgicales. L'académie a vu avec satisfaction cette nouvelle production de votre zèle & de vos talens; on y reconnoit le praticien instruit par l'expérience, attentif à consulter la nature, à saisir l'indication, à varier les procédés curatifs fuivant les circonftances. Convaincu qu'une méthode unique eft fouvent infuffifante, quelquefois dangereufe, le praticien fage ne rejette aucun moyen, il n'adopte aucun fyftême : s'il fe plaint d'un abus, il ne profcrit pas l'ufage modéré & bien entendu ; s'il préconife une méthode, il ne donne pas l'exclufion aux autres moyens, mais il la circonfcrit dans de juftes bornes, & n'a jamais d'autre guide que l'obfervation, d'autre but que le vrai & l'utile. Voilà exactement ce que l'on trouve dans votre differtation.

Quand on connoit les détails de la pratique la plus ordinaire, on peut avec juftes raifons fe plaindre de l'infouciance de certains praticiens. Une fois initiés dans l'exercice délicat de la pratique, ils fe laiffent entraîner fans réflexion au torrent de l'habitude, *fervum pecus!* Souvent le traitement des playes, des tumeurs & de quelques autres maladies chirurgicales eft circonfcrit dans des bornes trop étroites : des panfemens plus ou moins compliqués, des applications topiques plus ou moins variées, des faignées plus ou moins répétées font en quelque forte toute la reffource de certains chirurgiens. Un homme eft-il bleffé ? on le panfe, on le met à la diète, on le faigne, parceque la faignée eft généralement recommandée, & parceque la routine l'autorife : tout autre moyen paroit fuperflu, on n'y penfe pas même, & l'on croit avoir ainfi rempli les préceptes de l'art (*a*).

(*a*) Ceci me rappelle la manière dont maître TACQUET exerçoit jadis la médecine. Il avoit en fon cabinet trois crocs : en l'un étoient enfilées des recettes de médecine de *fucco rofarum* & de *diacarthami*; au fecond étoient des ordonnances pour les *faignées*, & au troifième pour des *clyftères*. Or quand par une petite fenêtre qu'il avoit à fa falle, il avoit jugé ce qu'il falloit au malade, il tiroit de l'un des crocs la recette pour la faignée ou pour la médecine. *Recherches fur l'origine de la chirurgie. tome 1, page 22.*

Cet abus, reste de l'ancienne barbarie où la chirurgie avoit été plongée pendant quelque tems, doit être combattu avec force : on ne peut, on ne doit se lasser de répéter au chirurgien, qu'il est indigne de ce nom, s'il ne réunit pas toutes les connoissances de l'art de guérir, s'il se borne à des pansemens & à des applications topiques : on ne peut trop faire sentir que le traitement des maladies chirurgicales exige quelquefois le concours de tous les moyens curatifs, & qu'il n'exclut aucun genre de remèdes. Les évacuans étoient généralement trop négligés ; on aura obligation à votre zèle & à vos talens d'avoir ramené l'attention sur cet objet important. Les anciens, comme vous le remarquez fort bien, n'en avoient pas méconnu les avantages, ils les recommandent dans leurs ouvrages ; mais leurs observations étoient oubliées, leurs préceptes étoient tombés en désuétude. Vous rassemblez ces préceptes épars, vous les confirmez par vos obfervations, vous en faites un corps de doctrine que vous préfentez d'une manière nouvelle, *fi non novum, faltem novo ordine digeftum.* Rien n'eft indifférent dans la pratique de l'art de guérir; la réforme d'un abus, la publication d'une méthode utile, mais tombée dans l'oubli ou trop généralemant négligée, font aux yeux du praticien des découvertes utiles & précieufes à l'humanité. Non-feulement vous expofez d'une manière précife les avantages que l'on doit attendre des évacuans, vous préfentez des obfervations capables de ramener ceux qui donneroient une exclufion entière à ces remèdes; mais encore il eft dans votre ouvrage deux autres objets qui ne me paroiffent pas moins intéreffans : l'abus de la faignée, qui fouvent eft pratiquée trop inconfidérément, qui par certaines perfonnes eft confidérée comme le feul moyen acceffoire dans le traitement des bleffures ; l'infuffifance d'une diète févère, qui quelquefois eft dangereufe & devient l'origine de plufieurs maux, fur-tout lorfqu'elle eft prolongée au-delà du terme néceffaire, & qui dans aucun cas ne peut fuppléer aux évacuans, lorfqu'ils font réellement indiqués.

La lecture de votre mémoire m'a fourni quelques réflexions, & m'a rappelé quelques obfervations qui me paroiffent propres à confirmer votre fentiment : je commence par la faignée.

C'eft un préjugé généralement répandu, qu'auffitôt qu'une perfonne eft bleffée, le premier fecours à lui donner eft de la faigner, & cette opération ne peut jamais être pratiquée trop promptement au gré des amis : nous avons eu, il y a quelques années, une exemple bien funefte de cette méthode.

Quatre perfonnes montent dans un cabriolet pour aller paffer quelques heures à la campagne ; mais après un trajet de deux milles toifes hors de la ville, le cheval ombrageux & mal conduit renverfe la voiture.

Dans la chûte, Mad^e. R... fut bleffée à la tête, mais fi légèrement, qu'à peine pouvoit-on l'appercevoir. Elle reffentoit fi peu de douleur & de mal-aife, qu'elle auroit defiré continuer la route ; mais entraînée par l'avis des autres perfonnes, elle revint fur le champ à pied dans la maifon d'un ami. Comme elle avoit été effrayée de la chûte, on crut ne pouvoir mieux faire que de la faigner dans cet inftant de trouble & d'effroi: mais pendant la faignée même elle fe trouve mal, perd la connoiffance ; il furvient une fueur, des mouvemens convulfifs, tous les fecours font inutiles, la malade eft dans un état léthargique. On raifonne, on foupçonne un épanchement, on rafe la tête, mais on ne trouve nulle part ni contufion ni fenfibilité douloureufe ; le pouls eft lâche, mol, il paroit plein , on réitère la faignée : non-feulement les accidens perfiftent, mais ils augmentent. Enfin, dans l'idée d'un épanchement fur le cerveau, on fait une incifion aux tégumens du crâne, on applique le trépan , mais infructueufement. La jeune Dame périt le fixième jour. A l'ouverture du cadavre on ne trouva ni épanchement ni engorgement ; en un mot, rien qui put faire foupçonner la plus légère léfion du cerveau.

Ce fait malheureux & étonnant, qui pour lors fit beaucoup de bruit dans la ville, fut regardé par tous les gens de l'art qui étoient fans intérêt & fans prétentions, comme l'effet de la faignée pratiquée trop précipitamment, dans un tems où la digeftion n'étoit pas faite, dans un tems où la frayeur avoit porté du trouble, de l'irrégularité dans la circulation, & caufé une forte d'*étonnement* général dans le fyftême nerveux. Je com-

parerois volontiers cet état fpafmodi-
que produit par la frayeur à ces friffons
vagues & irréguliers qui précèdent certaines fièvres : on ne doute point que dans
ce cas la faignée ne prolonge le friffon , ne
rende la fièvre plus grave , & ne puiffe
même caufer la mort prefque dans l'inftant. THOMAS WITHER, dans ces excellentes obfervations fur l'abus des remèdes (*b*), remarque fort judicieufement
que dans l'état de fanté il eft un équilibre d'action & de réfiftance entre les
folides & les fluides ; qu'il exifte une forte de balance naturelle entre la quantité
des fluides qui pénètrent dans le corps
pour la nutrition & ceux qui s'en exha-
lent, foit par les fécrétions , foit par la
tranfpiration ; la fanté entretient ce rapport, la maladie le change, l'inter-
vertit , & la faignée tend à détruire
artificiellement cette balance naturelle

____

(*b*) Obfervations ou thé abufe of. de médecine,
London 1775 , fect. I. of, Blood-leeting , pag. 5.

O

& si essentielle dans la constitution.....
« Ainsi, ajoute-t-il, une seule saignée
» pratiquée sans nécessité, est une impru-
» dente violation de la nature & du sens
» commun. » Ce sont ses expressions.

Dans l'état où étoit la jeune Dame,
dont je viens de vous parler, le repos,
la tranquillité, quelques boissons légèrement diaphorétiques eussent sans doute
suffi pour remédier aux troubles de la
circulation, mais la saignée ne fit que les
augmenter, & à l'état de tension irrégu-
lière succéda un affaissement mortel.
Aussi avons-nous grand soin de recommander à nos élèves de ne jamais saigner sur le champ dans le cas de chûte
& de blessure, d'attendre que non-seulement le pouls ait perdu cet état de
concentration que la frayeur lui imprime
toujours, mais encore d'attendre que
la chaleur soit bien rétablie, & que la
dureté & la tension du pouls indiquent
réellement ce genre de remède. Je

m'étendrois moins fur le danger de la faignée pratiquée trop précipitamment dans les premiers inftans de la bleffure, fi ce préjugé étoit feulement répandu dans le public fans être adopté par les gens de l'art; mais de nos jours un praticien refpectable, POTT, le célèbre POTT, dans fon traité des playes de tête, ne craint pas (c) d'avancer que de tous les moyens connus, la faignée eft le feul qui promette du fuccès; il recommande des faignées abondantes, & il veut qu'on les pratique auffitôt après le coup : fuivant lui, il faut faigner autant que le pouls l'exige & que les forces le permettent, &, ajoute-t-il, tant qu'il exifte dans le pouls de l'élevation & une certaine vivacité dont il n'eft point aifé de donner une idée.

Il paroit que ce qui a engagé M. POTT à recommander avec tant de force la faignée, eft la crainte de l'inflammation,

―――――――――――――――――――――――

(c) On Wounds, of the head, pag. 67.

fuite néceffaire, dit-on, de l'engorgement & de l'obftruction des vaiffeaux ; mais cette crainte eft-elle bien fondée, & le moyen propofé pour y remédier, pour la prévenir, eft-il bien affuré ? eft-il confirmé par la raifon & l'expérience ? W. BRON-FIEL (*d*), qui s'eft élevé contre l'abus des faignées, *ufque ad deliquium*, prétend que la plupart des accidens, fuite des bleffures de la tête, doivent être confidérés comme des accidens fpafmodiques ; & en conféquence il confeille *les diapho-rétiques anodins*, *la teinture anodine antimoniale*, *la poudre de* DOWAR, qui, comme l'on fait, eft compofée de fels neutres, d'ipecacuanha & d'opium. Cette méthode qui a eu des fuccès frappans entre les mains de l'auteur, mérite quelque attention. Vouloir en faire une règle générale, ce feroit éviter un défaut pour tomber dans un autre, mais on ne

______

(*d*) Chirurgical, obfervations and cafes, page 9.

peut diffimuler qu'elle ne convienne dans certains cas , & fur-tout pour les bleffés dont le genre nerveux eft très-fenfible.

Un jeune homme d'un tempérament nerveux , & qui avoit déja éprouvé quelques accidens fpafmodiques , fit une chûte. Après plufieurs faignées les accidens perfiftoient ; il étoit prefque continuellement dans un état de délire obfcur : on le purgea ; il tomba dans un affoupiffement léthargique qui fit préfumer qu'il y avoit fraẻure & épanchement. Cependant les incifions que l'on pratiqua à l'endroit de la contufion des tégumens , firent reconnoître l'état fain de l'os. L'affoupiffement léthargique ceffa fpontanément , mais les premiers accidens perfiftoient. On donna au malade *la liqueur d'Hoffman* , mais infruẻueufement ; enfin on lui fit prendre *les gouttes anodines de Sydenham*. Bientôt les accidens fe calmèrent , la raifon revint peu à peu , & le malade fe rétablit parfaitement.

W. DEASE (*e*) fait au sujet de la saignée quelques réflexions qui m'ont paru bien sages ; & comme son ouvrage est peu connu en France, je crois vous faire plaisir de détacher une morceau de la traduction que j'en ai faite, non dans l'intention de la publier, mais pour l'instruction de mon fils.

Après quelques considérations pratiques sur la disposition des vaisseaux sanguins, l'auteur pense d'après WHYTT, que toute inflammation est le résultat d'une irritation locale, qu'elle ne dépend point de l'augmentation de la force du cœur & des grosses artères, comme quelques auteurs célèbres l'ont avancé, mais bien plutôt de la force contractile des plus petits vaisseaux.

« Quelques réflexions, ajoute-t-il, » sur les effets généraux de la saignée,

___

(*e*) On Wounds of the head: London 1776, pag. 64 & suiv.

» fuffiront pour nous faire fentir combien
» peu elle eft indiquée dans les playes
» de tête », & à plus forte raifon pourroit-on ajouter dans le traitement général des playes.

« Le grand avantage que les praticiens
» retirent des faignées abondantes dans
» la cure des maladies inflammatoires,
» en général, eft trop bien connue pour
» qu'il exifte aucun doute à ce fujet.
» La faignée diminue l'impétuofité des
» fluides & l'irritabilité des folides ; mais
» les inflammations locales ne dépendent
» point de l'accélération du mouvement
» dans les groffes artères, & la fréquence
» du pouls qui fuit néceffairement ces
» fortes d'inflammations dépend unique-
» ment de la fimpathie générale qui exifte
» entre tous les folides. Le Docteur
» WHYTT a fort bien expliqué cette
» action fympathique (*f*) : le fang vicié

______

(*f*) Ou the motion of the fluids in the Small
Reffels, pag. 230.

» qui fait le noyau de l'inflammation,
» arrêté par l'obſtruction & l'inflamma-
» tion, agit ſur les petits vaiſſeaux,
» comme un ſtimulant plus fort qu'à
» l'ordinaire ; & ſi l'inflammation eſt
» grande, ou ſi la partie enflammée eſt
» fort ſenſible, le ſyſtême nerveux eſt
» tellement affecté par la douleur qu'il
» excite, qu'il augmente l'irritabilité du
» cœur & des plus groſſes artères.

» Or, quoique la ſaignée ſoit bien
» indiquée pour modérer les ſymptômes
» d'une inflammation générale, cepen-
» dant dans le cas qui fait le ſujet de
» notre conſidération, comme la partie
» enflammée eſt formée par la plus
» petite ſérie des vaiſſeaux de la pie-
» mère du cerveau, ſur leſquels l'ac-
» tion des groſſes artères a à peine quel-
» que influence, nous pouvons donc,
» avec raiſon, douter des bons effets
» des ſaignées abondantes dans ce cas,
» & même dans toutes les autres inflam-

» mations locales : c'eſt auſſi l'opinion des
» médecins les plus inſtruits de ce ſiècle.

» Si ces réflexions ſont vraies , même
» par rapport aux parties qui ſont dans
» un état actuel d'inflammation, pouvons-
» nous donc, avec quelque confiance ,
» conſeiller les ſaignées dans des cas où
» nous n'avons aucun ſujet de ſoupçon-
» ner que les vaiſſeaux ſont dans un état
» d'obſtruction inflammatoire ; quoique
» cependant cela puiſſe arriver par la ſui-
» te. WHYTT obſerve fort bien qu'une
» obſtruction ſans irritation dans la par-
» tie affectée, n'occaſionne jamais une
» inflammation. Tous les bons effets
» que nous pouvons eſpérer des ſaignées
» abondantes dépendent donc de la
» diminution de la ſenſibilité nerveuſe,
» de la diminution, de l'impulſion du
» ſang, ce qui rend moindres les effets
» de l'irritation ; mais nous n'appercevons
» pas comment il eſt poſſible que des
» ſaignées agiſſent immédiatement ſur

» les parties affectées, en rétablissant
» l'ofcillation première des petits vaif-
» feaux.

» Il eft dans les playes de tête une
» circonftance fort malheureufe : fouvent
» le bleffé n'éprouve aucun fymptôme
» fâcheux qui mérite notre attention;
» fouvent même il ne fe plaint pas, &
» cependant une inflammation fourde s'eft
» formée peu à peu dans la piemère
» ou le cerveau, & a fait des progrès
» fi rapides, qu'elle s'eft terminée par
» la fuppuration.

» En confidérant toute inflammation
» locale comme l'effet d'une irritation
» particulière bornée à l'endroit affecté,
» nous devons en même tems la regar-
» der comme une augmentation du mou-
» vement ofcillatoire des vaiffeaux capil-
» laires : augmentation qui, comme nous
» l'avons déjà fait voir, doit perfifter
» quelque tems avant d'exciter dans la
» circulation générale une altération

» fenfible, & fouvent même l'altération
» ne fe manifefte que lorfque la partie
» eft déjà tombée en fuppuration ; enfin,
» fi nous ajoutons combien peu l'action
» des gros vaiffeaux fe fait fentir fur les
» plus petits, qui font le fiège & le
» noyau de l'inflammation, nous trou-
» verons, même en reconnoiffant les
» avantages des faignées pour diminuer
» les fymptômes inflammatoires ; nous
» trouverons, dis-je, que ce moyen eft
» bien peu efficace, & qu'il n'agit point
» immédiatement fur la caufe de la ma-
» ladie. Un écrivain judicieux l'a fort
» bien remarqué : lorfqu'une forte irrita-
» tion, dit M. FABRE (g), attire le fang
» vers une partie, la faignée qu'on nom-
» me révulfive eft incapable de le dé-
» tourner, parceque la force de l'at-
» traction élude les loix par lefquelles

(g) Effai de phyfiologie & de pathologie, pag. 157.

„ les fluides doivent fe porter vers les
„ parties où l'on diminue la réfiftance :
„ auffi , dans des cas femblables, mul-
„ tiplie-t-on fouvent en vain les faignées,
„ foit pour diffiper un dégorgement
„ dangereux , foit pour prévenir une
„ fuppuration funefte ; on égorgeroit,
„ pour ainfi dire, plutôt les malades
„ par une évacuation outrée de fang ,
„ avant de détourner le dépôt qui fe
„ forme dans une partie.

„ Pour confirmer cette doctrine, nous
„ pourrions rapporter beaucoup d'exem-
„ ples, comparer la marche de diffé-
„ rentes maladies inflammatoires, telles
„ que les ophtalmies, les panaris, &
„ même les hernies étranglées, fur-tout
„ lorfqu'il n'y a qu'une petite portion
„ de l'inteftin pincée ; ce qui arrive
„ fouvent. Dans ce dernier cas , n'eft-il
„ pas évident que le bon effet des fai-
„ gnées abondantes dépend principale-
„ ment de la fufpenfion momentanée des

„ fymptômes , en conféquence de la
„ foibleffe & de l'infenfibilité du ma-
„ lade ; moment quelquefois précieux
„ au chirurgien pour procurer la réduc-
„ tion de l'inteftin ? Mais fi cet inftant
„ favorable ne fe préfente pas, ou s'il
„ eft échappé , quand la foibleffe ceffe,
„ l'irritation qui avoit été fufpendue fe
„ réveille , & nous voyons tous les
„ fymptômes reparoître avec la même
„ violence qu'auparavant. Les clyftères
„ âcres , & principalement la fumée de
„ tabac, contribuent plus efficacement
„ que la faignée à la réduction des
„ inteftins „.

A ces réflexions de M. DEASE , fur
la faignée , ajoutons ce que la pratique
& l'expérience journalière demontrent.
En affoibliffant, en émouffant le principe de ton & d'irritabilité générale ,
en diminuant la proportion des globules rouges, les faignées copieufes augmentent néceffairement la quantité des

fucs blancs, & préparent ainfi des fuppurations féreufes, des empâtemens dans
le tiffu cellulaire, des excrefcences fongueufes, des chairs mollaffes, & fouvent même difpofent à la cacochymie
& aux affections fcorbutiques. C'eft
principalement dans les hôpitaux où
l'œil attentif du praticien trouve la preuve de ces affertions : là de tous les côtés
les malades font environnés de caufes
qui favorifent la diffolution, qui augmentent la quantité des fucs féreux. D'une
part, le féjour dans le lit, néceffité par
leurs bleffures, la privation d'un air frais
& pur, l'interruption de leurs exercices habituels qui facilitent la tranfpiration ; & d'autre part, la diète relâchante
à laquelle ils font foumis : que de caufes toujours agiffantes pour conduire les
bleffés aux maladies féreufes, colliqua-
tives, &c. ! Les faignées copieufes,
ajoutent encore à l'effet de 'toutes ces
autres caufes inévitables, & le praticien

fage doit s'occuper non - feulement du préfent, mais encore de l'avenir, & confidérer le tems & les lieux.

Dans les prifons de cette ville, où malgré les foins, l'air n'a pas la falubrité qu'on pourroit defirer, j'ai toujours vu que la faignée occafionnoit aux bleffés des fuppurations vicieufes, des chairs fongueufes ; & lorfqu'une circonftance véritablement urgente a néceffité une ou plufieurs faignées, j'ai toujours vu la convalefcence accompagnée du fcorbut avec œdême aux jambes & boufiffure au vifage; quelquefois même il fe formoit un épanchement dans l'abdomen. Inftruit par une obfervation trop fouvent répétée pour laiffer aucun doute, quand il eft des cas qui exigent la faignée, j'ai foin de prefcrire au malade, pendant fa convalefcence, un tifane faite avec les bois fudorifiques, & coupée avec le lait de tems en tems : j'emploie les purgatifs, & je préviens ainfi les affections fcorbutiques auxquelles font fujets tous ceux qui négligent ces atten‑ tions. Mais c'eft trop s'arrêter fur cet objet : je finis par quelques obfervations fur l'importance des évacuans, & leurs avantages dans le traitement des maladies chirurgicales. Avant de vous expofer des faits pratiques, permettez ‑ moi de m'arrêter à quelques confidérations gé‑ nérales fur les playes & fur l'effet des évacuans.

Une playe récente dans un corps fain, qui n'intéreffe aucune partie effentielle, qui n'a porté ni commotion au fyftême nerveux, ni trouble dans les organes digeftifs; qui eft fans perte de fubftance, fans contufion ; qui n'eft accompagnée ni de douleur, ni d'hémorrhagie ; une telle playe eft fans contredit une maladie fimple, purement locale, dont la gué‑ rifon ne donne aucune inquiétude, & qui n'exige qu'un feul moyen; l'appro‑ ximation des lévres de la divifion, objet que l'art remplit par la situation , les bandages & quelquefois les emplâtres agglutinatifs : tout autre moyen seroit superflu : ici la nature suffit ; pourvu qu'on ne la trouble pas par des applications indiscrettes , elle verse bientôt les sucs qui doivent former une cicatrice solide.

Mais ces cas de playes si simples sont les moins ordinaires. Souvent les plus légères en apparence sont accompagnées d'accidens qui exigent le concours de différens remèdes intérieurs. Il est entre les organes du corps une liaison , une correspondance si intime , que la lésion d'une partie détermine quelquefois l'engorgement ; l'irritation dans une partie éloignée (*e*) , met en jeu tout le système nerveux, ou développe tout-à-coup une cause morbifique déja préexistante, mais assoupie & encore inerte.

____

(*e*) Voyez la note à la fin de la Lettre.

P

Quelquefois dès les premiers inftans
d'une bleffure, la frayeur, la colère,
les paffions dont la perfonne a été agitée d'une manière plus ou moins vive,
ou feulement la douleur caufée par la
divifion, ont déja porté le trouble dans
l'économie animale, & deviennent ainfi
l'origine des maladies les plus graves :
c'eft un objet important & qui n'a pas
été encore fuffifamment confidéré. Que
dès les premiers jours, même avant le
temps où fe développe la fièvre vulnéraire, il furvienne à un bleffé une fièvre, une dyfenterie, on l'atttibue à une
caufe particulière indépendante de la
bleffure. On ne fait plus attention combien dans certains fujets une irritation
locale même très-légère peut entraîner
de maux. CHARLES LE ROI (*f*), fondé
fur l'obfervation & l'expérience pratiques, n'héfite pas à avancer que cer-

---

(*f*) Mélanges de médecine, 2 partie, pap. 183.

taines playes, certaines fractures peuvent exciter des fièvres qui ont la plus grande analogie & la reſſemblance la plus marquée avec les fièvres malignes. » Une charrette paſſe ſur la jambe d'un » vieillard, on le porte dans ſon lit, on » examine ſa jambe, on la tire par le pied, » on croit qu'il n'y a point de fracture ; » cependant la fièvre ſe déclare dès le mê- » me jour ; elle développe bientôt les ac- » cidens les plus formidables : le pouls » petit, mol, foible, très - fréquent, le » délire, un aſſoupiſſement léthargique. » Quelques perſonnes de l'art attribuent » ces accidens à une fièvre maligne pro- » duite par un ſimple effet de la peur ; » cependant, à meſure que les accidens » graves ſe développent, la jambe con- » tuſe préſente des ſignes de dépôt, » de gangrène ; le malade ſuccombe le » ſixième jour ». Et ſans doute, ajoute l'auteur, l'irritation occaſionnée par les eſquilles de la fracture a cauſé les dépôts de la jambe, & en même temps la fièvre & les accidens qui l'ont accompagnée.

Plufieurs fois j'ai vérifié l'affertion de ce célèbre praticien, & c'eft principalement dans les playes de tête que l'on en reconnoîtra la jufteffe d'une manière plus frappante. La bleffure a-t-elle porté du trouble dans le cerveau, fi l'eftomac eft plein d'alimens, auffitôt la digeftion devient putride, l'haleine fétide (g); bientôt la langue fe féche, fe noircit; le pouls eft petit, foible, fréquent; on y reconnoit une fièvre continue qui examinée avec attention, préfente d'une manière frappante le caractère d'une fiè-

---

(g) Ces obfervations pratiques fe trouvent confirmées par des expériences anatomiques. B R U N N rapporte dans les *Acta Helvetica*, tom. *II*, qu'ayant fait la ligature des nerfs de la huitieme paire à un chien, il trouva que l'eftomac étoit fort defcendu, & que ce qu'il contenoit étoit putride, avoit une couleur verte & une odeur auffi fétide que les matières ftercorales.

vre maligne, nerveuſe. La bleſſure eſt-
elle moins grave, on apperçoit encore
ſes effets ſur toute l'économie par une
proſtration de forces plus ou moins
marquée, par une difficulté dans la digeſtion, par la conſtipation du ventre,
à laquelle ſont ſujets preſque tous ceux
qui ont la tête affeſtée......; mais ici
ces détails ſeroient déplacés, il ſuffit,
pour mon objet, de remarquer l'influence de quelques playes ſur toute l'économie animale.

D'autres fois, & ces cas-ci ſont plus
ordinaires, ſur-tout dans les grands hôpitaux, la fièvre vulnéraire qui précède
& qui accompagne les premiers inſtans
de la ſuppuration des playes, s'annonce
avec plus de force, prend plus d'inten-
ſité que la nature de la playe ſembloit
d'abord l'indiquer, & s'étend bien au-
delà du terme néceſſaire pour la forma-
tion du pus. On la voit obſerver une
marche réglée, affeſter des redouble-

mens, fuivre un cours périodique & fe terminer d'une manière plus ou moins fenfible par des excrétions critiques : tantôt elle dure cinq ou fept jours ; tantôt elle s'étend jufqu'au quatorzième jour, & même au vingt-unième ; enfin elle prend différens caractères fuivant l'état du fujet, la faifon, la conftitution régnante & les lieux. Avec un peu d'attention le praticien exercé reconnoit aifément la nature de la maladie qu'il a à combattre. Une fièvre qui s'étend au-delà du terme néceffaire pour la confection du pus, dont la force eft plus grande que ne l'indique l'état de la playe, dépend certainement d'une caufe intérieure, & la playe n'a été que l'occafion déterminante. Toujours, ou du moins prefque toujours, ces fièvres dans les bleffures doivent fe rapporter a ce que notre célèbre Quesnay a nommé fièvres ftercorales. » Nous donnons ce » nom, dit-il, (*Tr. des fièvres, T. II.*)

» à celles qui font caufées & entretenues
» par des matières retenues & dépravées
» dans les premières voies, & qui fe
» terminent par l'évacuation de ces ma-
» tières, lorfqu'on a recours à la pur-
» gation avant qu'elles aient infecté la
» maffe des humeurs. Nous comprenons
» ici, fous le nom de matières ftercora-
» les, toutes les matières nuifibles par
» leur préfence ou leurs accès dans les
» premières voies ; telles font les matiè-
» res fécales dépravées & retenues dans
» les inteftins, les matières perverties
» contenues dans l'eftomac, &c. »

Ainfi, qu'un homme foit bleffé dans
un temps où l'eftomac eft farci de matières alimentaires ou de faburre humorale, voilà une caufe prochaine de maladie qui ne tardera pas à être excitée
par l'irritation de la playe : de là une
férie de maux plus ou moins fàcheux,
fi on ne les prévient par des évacuans.
On ne peut diffimuler que tel eft le cas

le plus ordinaire dans les hôpitaux. Les évacuans font donc bien indiqués dans les premiers inftans des playes un peu confidérables ; ils font même d'une néceffité urgente , fi le pouls a le caractère inteftinal : en voici un exemple.

Le cocher de M. D. M. étant fur fon fiège éprouva par le choc de la voiture un foubrefaut qui le fit tomber ; il perdit fur le champ connoiffance , il lui furvint une fueur froide. Il y avoit aux tégumens de la tête une bleffure peu confidérable ; cependant les yeux étoient égarés , le jugement n'étoit point fain ; il y avoit propenfion au fommeil & le pouls avoit une intermittence marquée. Lorfque le bleffé fut un peu échauffé, il prit le tartre ftibié qui débarraffa l'eftomac de beaucoup de fubftances alimentaires à demi digérées , & procura des felles abondantes; la tête revint auffitôt : deux purgations placées les jours fuivans rétablirent complettement le malade.

Les inductions que l'on peut tirer de ce fait & de plusieurs autres semblables que je pourrois vous rapporter sont trop frappantes pour nous y arrêter : les évacuans placés à propos dans les premiers instans de la blessure dissipent non-seulement des accidens graves, préviennent ces fièvres stercorales qui se compliquent si ordinairement avec les blessures, sur-tout dans les hôpitaux (*h*), ou au moins rendent leurs périodes plus douces, moins formidables, mais encore contribuent beaucoup au bien-être de la blessure, en prévenant ces suppurations séreuses, ces chairs fongeuses que l'on a quelquefois tant de peine à détruire

----

(*h*) On doit distinguer avec soin la pratique dans les hôpitaux, & celle chez des particuliers aisés, livrés à des passions vives & fréquentes, dont le système nerveux est très-sensible. Vouloir indistinctement employer les évacuations, ce seroit un abus bien dangereux : vous en avez déja fait la remarque, & tout praticien équitable y applaudira avec empressement.

par les feuls topiques. Je l'obfervai
tout récemment chez M.P... Sur la fin
d'une fièvre catharrale, il lui furvint
une parotide qui m'engagea à appliquer
la pierre à cautère ; la fuppuration étoit
féreufe, abondante, de mauvais caractère ; les chairs étoient pâles, mollaffes ;
toutes les fois qu'il étoit purgé, la fuppuration diminuoit, les chairs reprenoient
de la confiftance, & les évacuans feuls
ont déterminé la cicatrice.

» En purgeant de temps en temps, dit
» W. Dease (i) non-feulement nous
» diminuons confidérablement la quan-
» tité des fluides circulans & principa-
» lement des fluides féreux ; mais encore
» fi on en fait ufage dès le commence-
» ment comme moyen préfervatif, les
» évacuans peuvent beaucoup contri-
» buer à rétablir dans les petits vaiffeaux
» l'ofcillation naturelle que la commo-

____

(i) Dans l'ouvrage anglois déja cité pag. 70.

» tion & l'ébranlement du coup avoit
» altérée ou fufpendue. Nous devons
» attribuer cet effet à leur action fur
» le fyftême nerveux, au changement
» qu'ils procurent dans la circulation &
» plus particulièrement dans les petits
» vaiffeaux. Auffi, ajoute l'auteur, dans
» les autres inflammations les évacuans
» font également utiles pour détourner
» de la partie enflammée l'impétuofité
» du fang. «

L'ouvrage de M. DEASE contient
plufieurs obfervations fur l'avantage des
évacuans. Je ne vous en citerai qu'une,
c'eft la XIX du 12 avril 1774.

» JEAN LÉESON, âge de 40 ans
» reçut obliquement fur le pariétal
» gauche un coup de fabre qui emporta
» à peu près un pouce de la première
» table. Dès le commencement il fut
» évacué abondamment ; mais le hui-
» tième jour je fus appellé en conful-
» tation avec les deux chirurgiens qui

» le voyoient, parceque depuis deux
» jours il éprouvoit quelques légers frif-
» fons, de la douleur de tête, de la
» fréquence, de la vivacité dans le
» pouls, &c. La playe étoit belle, les
» bourgeons qui s'élevoient de l'os étoient
» fermes, & le pouls, quoique fréquent,
» étoit mol ; ce qui nous engagea à
» différer le trépan, à moins qu'il ne
» furvînt quelqu'accident preffant. Nous
» ordonnames un clyftère & un julep
» falin (*k*); le lendemain il étoit mieux,
» il n'éprouva plus de friffons, & fe
» rétablit en peu de temps.

L'utilité des évacuans eft plus générale-
lement reconnue dans les ulcères, les
tumeurs, & fur-tout celles qui font froides & indolentes ; mais, comme vous
le dites fort bien, il faut dans ces cas
allier aux purgatifs les fondans, les
toniques appropriés à la nature particu-

(*k*) Ce julep falin eft un purgatif compofé de
fels neutres & de rhubarbe,

lière du mal que l'on a à combattre ; par cette combinaison on détruit peu à peu la caufe humorale fans affoiblir l'action de l'eftomac. Vos remarques fur l'ufage des purgatifs dans la falivation mercurielle , dans le traitement des maladies fcrophuleufes méritent la plus grande attention. L'académie les a entendues avec fatisfaction , & ne peut qu'y applaudir ; je n'ajouterai rien à fon approbation : mais il eft temps de finir. Le plaifir de m'entretenir avec vous m'a entraîné bien au - delà des bornes d'une lettre ordinaire. Adieu, Monfieur & cher confrère ; agréez , je vous prie, mes complimens & les affurances de la refpectueufe confidération avec laquelle je fuis,

MONSIEUR ET CHER CONFRÈRE,

Votre très - humble
& très - obéiffant ferviteur,
CHAUSSIER.

P. S. J'ai dit dans le cours de cette lettre que la léfion d'une partie détermine quelquefois l'engorgement & l'irritation dans une partie engorgée. C'eft une vérité inconteftable, mais il arrive quelquefois que l'on prend l'effet pour la caufe : en voici un exemple. Dans une lettre inférée dans le journal de Paris & dans la gazette littéraire M. Radenel annonce que M. S.... a découvert le fiège de la rage, qui, dit-on, dépend d'un engorgement inflammatoire de la moëlle épinière, qui diminue d'intenfité à mefure que l'on s'approche des vertèbres dorfales : mais à ces raifons féduifantes nous oppoferons des expériences réitérées, des obfervations faites depuis long-temps avec impartialité, & fondées fur des connoiffances anatomiques. J'ai vu cet engorgement de la moëlle épinière du col dans le cadavre d'une perfonne qui avoit terminé fes jours par un accès épileptique. Je l'ai démontré dans mes cours publics d'anatomie en 1780 fur le cadavre d'un homme qui étoit péri d'un tétanos à la fuite d'une bleffure à la main.

Je l'ai également obfervé dans le cadavre d'un enfant mort avec des convulfions occafionnées par des vers. Enfin on le trouve également dans les animaux qui périffent avec des convulfions. Ainfi fi on fait prendre à un chien de la noix vomique. ou quelqu'autre fubftance capable de déterminer les convulfions & la mort, quoique la caufe de l'irritation foit dans l'eftomac, les vaiffeaux fanguins de la moëlle épinière du col font tellement engorgés & diftendus d'un fang noir & fluide, que la furface de la moëlle épinière du col *feulement* en paroit rouge & enflammée. Cette expérience répétée plufieurs fois, & notamment dans mon dernier cours d'anatomie, fait affez fentir que l'engorgement de la moëlle épinière du col ne peut être regardé comme le fiège de la rage, mais qu'il eſt evidemment l'effet des dernières convulſions. Si l'on demandoit pourquoi cet arrangement eſt borné à la moëlle épinière du col, pourquoi il diminue à meſure qu'on s'approche des vertèbres dorſales, Je ferois voir qu'il eſt une ſuite naturelle & néceſſaire du méchaniſme des parties, de la diſpoſition & des ramifications des artères & des veines vertébrales qui, en paſſant dans le canal formé par les trous des apophyſes tranſverſes des vertèbres cervicales, fourniſſent des branches à la moëlle épinière du col.

Fautes essentielles à corriger.

Page 4, ligne 16, les maladies, *lisez* ces maladies.

Page 5, ligne 2, on fait, *lisez* on fait.

Page 17, ligne 22, è contrario, *lisez* à contrario.

Page 27, ligne 2, ils s'y épaississent, *lisez* ils s'épaississent.

Même pag. lign. 5, l'être sain, *lis.* l'état sain.

Même pag. lig. 20, émincissent, *lis.* amincissent.

Page 28, ligne 8, de l'os, *lisez* des os.

Page 134, ligne 9, le précepte, *lisez* ce précepte.

Page 142, lign. 10, les définitions, *lisez* ces définitions.

Page 192, lign. 11, la à cure, *lisez* à la cure.